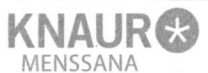

Dr. Annette Kerckhoff
Julia Schneider

Das vegane Gesundheits-buch

Wie man sich und die Erde gesund essen kann

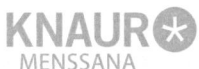

Besuchen Sie uns im Internet:
www.mens-sana.de

Aus Verantwortung für die Umwelt hat sich die Verlagsgruppe Droemer Knaur zu einer nachhaltigen Buchproduktion verpflichtet. Der bewusste Umgang mit unseren Ressourcen, der Schutz unseres Klimas und der Natur gehören zu unseren obersten Unternehmenszielen. Gemeinsam mit unseren Partnern und Lieferanten setzen wir uns für eine klimaneutrale Buchproduktion ein, die den Erwerb von Klimazertifikaten zur Kompensation des CO_2-Ausstoßes einschließt. Weitere Informationen finden Sie unter: www.klimaneutralerverlag.de

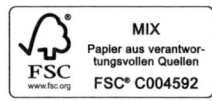

MIX
Papier aus verantwortungsvollen Quellen
FSC® C004592

Originalausgabe 2021
© 2021 Knaur Verlag
Ein Imprint der Verlagsgruppe
Droemer Knaur GmbH & Co. KG, München
Alle Rechte vorbehalten. Das Werk darf – auch teilweise – nur mit Genehmigung des Verlags wiedergegeben werden.
Redaktion: Ralf Lay
Covergestaltung: atelier-sanna.com, München
Coverabbildung: atelier-sanna.com, München | Claudia Sanna und Shutterstock.com
Abbildungen im Innenteil:
Icons der 40 »Super-Regios« von Nina Rode
Abbildung »Der gesunde Teller« sowie Saisonkalender: le-tex publishing services GmbH, Leipzig unter Verwendung von graficriver_icons_logo / Shutterstock.com
Autorinnenfotos: Adrian McCourt (Julia Schneider),
Foto Marquart (Annette Kerckhoff)
Satz: Adobe InDesign im Verlag
Druck und Bindung: Firmengruppe APPL, aprinta druck GmbH, Wemding
ISBN 978-3-426-65874-1

5 4 3 2 1

Inhalt

Vorwort von ProVeg 9
Einleitung 11
Relax and stay happy! 16

Teil 1:
Gutes tun durch vegane Ernährung

Sich selbst gesund essen 21

Was uns gesund hält – und was uns schadet 21

Pflanzenbasierte Power für alle 22

Was heißt pflanzenbasiert in diesem Buch? 23

Wissenschaftliches Rückgrat der veganen Ernährung 24

Insel der Hundertjährigen 26

Vegan auch in besonderen Lebensphasen? 27

Ich packe meinen veganen Teller und nehme mit... 28

Was zum Teller noch dazugehört: Hochwertige pflanzliche Fette . . . 32

Ausreichend trinken, Sonne und Bewegung 33

Besondere Nährstoffe 34

Essensrhythmen von Tages- und Jahreszeiten 35

Genuss für alle Sinne 36

Frisch oder verarbeitet? 36

Wilde Superfoods vom Wegesrand 37

Ist saisonal, regional und öko gesünder? 38

Stunden zählen – die Vorteile des Intervallfastens 38

Zehn Essentials für eine gesunde Ernährung 39

Die Erde gesund essen 41

Vegan als Basis, erdgesund zu essen 41

Was braucht die Erde, um gesund zu sein? 43

Mehr als Zukunftsmusik: Bio-veganer bzw.
*   bio-zyklischer Anbau* 45

Neuer Mainstream: Der Ökolandbau 46

Bienen und andere Insekten als lebenswichtige Vernetzer schützen . . 46

Was ist mit Honig? 48

Bohnen für Boden und Bienen 49

Regional und saisonal – besser für die Erde? 49

Wie gesund und nachhaltig sind
   Ernährungsempfehlungen weltweit? 54

Ein wissenschaftlicher Ernährungsplan für den Planeten 54

Erdgesunde Ernährung zum Mitnehmen: Zehn Take-aways 56

Auf den Punkt gebracht: Konkrete Tipps auf einen Blick 59

Vegane planetengesunde Lebensmittel 59

Unser Ernährungsteller 61

Empfehlungen für einen »Welt-freundlichen« Alltag 64

Tipps für besondere Anlässe und Alltagsprobleme 66

Omi meets vegan – alte Gerichte mit Obst und Gemüse 67

Teil 2:
Einheimische Lebensmittel, Kräuter und
Gewürze, die besonders heilsam sind

Welche regionalen Produkte sind geeignet? 71

Vierzig »Super-Regios« im Porträt 72

Äpfel | Artischocken | Bärlauch | Beeren | Bohnenkraut | Brennnesseln | Buchweizen | Dinkel | Esskastanien | Fenchel | Gerste | Grüne Bohnen | Grüne Gemüse und Kräuter | Hafer | Hagebutte | Hirse | Holunderblüten und -beeren | Kamille | Karotten | Kartoffeln | Knoblauch | Kohlarten | Kümmel | Leinöl und Leinsamen | Löwenzahn | Meerrettich | Petersilie | Pfefferminze und andere Minzearten | Rote Bete | Sanddorn | Sauerkraut und »Fermentos« | Schnittlauch und Lauch | Senf | Sonnenblumen- und andere Öle | Thymian | Walnüsse | Weintrauben | Wildkräuter | Zitronenmelisse | Zwiebeln

Medizin aus der Küche mit regionalen Lebensmitteln 119

Zwischen Ernährung und Medizin 121

Nur zur Sicherheit: Grenzen der Selbsthilfe 123

Teil 3:
Rezepte für deine Gesundheit

Vorbemerkung 129
Allgemeine Gesundheitsförderung. 130
Für die ausreichende Nährstoffzufuhr 130
Bei Kältegefühl 138
Zum Detoxen 146
Bei Müdigkeit und Erschöpfung 157
Unser Abwehrsystem 162
Bei Anfälligkeit für Infekte 162
Bei Erkältungen 168
Bei Fieber 173
Die Nerven 176
In Belastungsphasen und bei Stress 176
Bei Stimmungstiefs und depressiven Verstimmungen 182
Bei Nervosität 188
Bei Schlafstörungen 191
Augen, Ohren, Nase, Mund 194
Bei trockenen oder müden Augen 194
Bei Ohrenschmerzen 196
Bei einer Nasennebenhöhlenentzündung 198
Bei Aphthen und Mundschleimhautentzündung 202
Atemwege 204
Bei Heiserkeit und Husten 204
Magen und Darm 216
Bei Reizmagen 216
Bei Magen-Darm-Infekt 220
Bei Blähungen 222
Bei Sodbrennen 224
Bei Übelkeit 227
Bei Durchfall 228
Bei Darmträgheit 231
Muskeln und Knochen 234
Bei Rheuma und Gelenkbeschwerden 234
Bei Nackenschmerzen 236

Blase 238
   Bei Blasenentzündungen 238
Frauenbeschwerden 242
   Bei Menstruationskrämpfen. 242
   Im Wochenbett 246
   Bei Wechseljahresbeschwerden 248
Haut und Haare 250
   Bei Neurodermitis 250
   Bei Herpes und Gürtelrose 253
   Bei Akne 254
   Bei Warzen. 255
   Bei Fußpilz. 256
   Bei Narben. 258
   Bei Insektenstichen 259
   Zur Hautpflege. 260
   Zur Haarpflege. 263

Woher kommen die alten Rezepte? 267
Dank 269

Anhang

Der Saisonkalender 273
Verzeichnis der Indikationen und Rezepte 275
Literaturempfehlungen und Quellen 279
Nützliche Adressen 286
Die Autorinnen 287

Vorwort

»Blutende« vegane Burger, Algenspaghetti, Erbsenschnitzel, veganer Lachs aus Karotten, Cashew-Camembert, Jackfruit-Gulasch … Die vegane Welt umfasst ein unglaubliches Spektrum an neuen Nahrungsmitteln und kreativen Gerichten. Noch nie hatten wir eine solch große Auswahl und Verfügbarkeit an veganen und vegetarischen Lebensmitteln in Supermarkt, Restaurant, Kantinen, auf Straßenfesten und so fort. Noch nie war es so einfach, vegan zu leben. Noch nie war es aber auch so dringend.

Die Klimakrise ist mit der stärkeren medialen und politischen Präsenz mehr ins Bewusstsein vieler Menschen gerückt. Sie ebnet bei vielen die innere Haltung, in diesem Angebotsüberfluss zwischen Wintererdbeeren und Balkontomate bewusster das auszuwählen, was verträglich ist – für Tiere, Menschen und die Umwelt. Auch die Corona-Pandemie zeigt überdeutlich, dass sich in der Massentierhaltung als künftiger und vergangener Pandemieherd und Infektionsverschärfer etwas ändern muss. Dabei ist die Hebelwirkung allein durch die bewusste Wahl von pflanzenbasierter Kost ein erster wichtiger Schritt für eine lebenswerte Zukunft, die für alle gesund ist. Eine pflanzliche Ernährung hat das Potenzial, die Häufigkeit zukünftiger Pandemien zu verringern, Zivilisationskrankheiten vorzubeugen und die Klimaveränderungen zu reduzieren.

Wir stehen am Anfang einer großen Ernährungswende hin zu einer vermehrt klimafreundlichen, planetenverträglichen, gesunden Ernährung für Mensch und Tier gleichsam, die auch noch gut schmeckt. Wie sähe wohl eine Welt aus, in der wir nur noch die Hälfte der tierischen Lebensmittel von heute konsumierten? Vegane Ernährung hat die Chance, unsere Welt von morgen lebenswerter zu machen – für alle. Die Zukunft is(s)t pflanzlich.

Unter dem Aspekt der Nachhaltigkeit innerhalb planetarer Grenzen hat es auch Sinn, dass – neben exotischen Früchten, Gemüsen und Getreiden und neben den vielen neuen schmackhaften Convenience-Gerichten – regionale und saisonale Gemüse-, Obst- und Kräutersorten einen Hauptteil der Ernährung ausmachen sollten. Das vorliegende Buch befasst sich mit genau diesen Lebensmitteln und zeigt ihr enormes gesundheitliches Potenzial.

ProVeg wünscht allen Lesenden eine wachsende Begeisterung bei der Lektüre für regionale und saisonale pflanzliche Kost – als Baustein einer Ernährung, deren Lebensmittel auf vielfältige Weise gut für Mensch, Tier und Erde sind!

ProVeg e. V., Berlin

Einleitung

Obst und Gemüse schmecken nicht nur unglaublich gut, sondern vermitteln auch das leichte Lebensgefühl, das den Alltag von heute so viel angenehmer macht. Und gesund ist all das, was die Erde uns schenkt – ob Wurzeln, Knollen, Kräuter, Blätter, Blüten oder Früchte –, noch dazu! Sosehr unter Experten und Expertinnen in Sachen Ernährung auch gestritten wird, einig sind sich alle, dass die untersten Stufen in der Ernährungspyramide aus Wasser, Gemüse, Obst und (Voll-)Getreide bestehen sollten. Nur ob tierische oder pflanzliche Eiweiße und Fette an die Spitze gehören – und wie viel davon –, wird diskutiert.

Tatsächlich essen immer mehr Menschen bewusst und viele ausschließlich pflanzliche Lebensmittel. Allein in Deutschland ernähren sich rund 1,3 Millionen Menschen vegan. Auch global ist der vegane Trend zu erkennen. Die Anzahl der vegan/vegetarisch lebenden Menschen wird weltweit auf eine Milliarde geschätzt.

Die Neugierde auf neue Rezepte und neue pflanzliche Lebensmittel richtet den Blick öfter auch auf aufregende und unbekannte Lebensmittel, die durchaus von weiter weg kommen können: Der Quinoasalat oder Guacamole zum Grillabend sind Normalität. Avocado wird zum Butterersatz, Chia-Samen dicken vegane Puddinge an, Superfoods wie Goji- oder Acaibeeren wandern ins Müsli, Spirulina und Chlorella oder Macapulver verzaubern Smoothies und versprechen besondere Vorteile für die Gesundheit.

Auch die Wirtschaft reagierte schnell auf den veganen Trend: Neue Fertigprodukte boomen, Beyond Meat (ein innovativer Hersteller von Fleischalternativen) ging an die Börse, vegane Kochbücher haben Hochkonjunktur, Veggie-Messen platzen aus allen Nähten, Cellbased Meat (Laborfleisch aus Tierzellen) sowie 3-D-gedrucktes Fleisch werden in Mainstream-Medien diskutiert. Und so scheint eigentlich alles gut in der eigenen, pflanzlich-gesunden Küche. Der Salat wird jetzt mit Granatapfelkernen oder Kakifrucht dekoriert, und jeden Tag freut man sich darüber, dass Ingwer und Gelbwurz (Kurkuma), Agavendicksaft, Mango und Papaya, Quinoa und Kokosöl ein wenig Urlaub in den Alltag bringen.

Alles richtig gemacht, denkt man, bis die ersten kritischen Berichte kommen. Man hört, vielleicht in einem Gespräch mit Freunden, dass Avocados echte Wasserkiller seien oder der Boom um Chia-Samen dazu geführt hätte, dass die südamerikanischen Bauern schlecht bezahlt würden. Nach und nach kommen die Fragen und die Verwirrung. Und plötzlich fragt man sich: Darf ich jetzt noch Avocados essen? Oder Chia-Samen? Oder Ananas?

Gerade als die Klimadiskussion immer breiter geführt wurde, entwickelten viele von uns den Wunsch, bei der Ernährung nicht nur an die eigene Gesundheit zu denken, sondern den Blick wieder zu weiten, um den Rest der Menschheit, andere Lebewesen und die Nachwelt in das eigene Handeln einzuschließen – auch wenn dies eine freiwillige Selbstbeschränkung bedeutet. Viele Menschen wollen mehr Verantwortung übernehmen. Man kann heute in der industrialisierten Welt so ziemlich alles tun und ist völlig frei, jeden Tag Fleisch oder exotische Lebensmittel zu essen – man muss es aber nicht. Und vielleicht will man es auch einfach nicht. In unserer von Wachstum und dem Streben nach »mehr« geprägten Welt ist eine solche Entscheidung gegen den Konsum bestimmter Lebensmittel schlichtweg revolutionär.

Die Selbstbeschränkung, den Rückzug, die Entdeckung der ruhigeren Häuslichkeit haben wir alle im Jahr 2020 selbst erfahren, zwangsläufig. Nie wurde so wenig geflogen, so viel zu Hause gekocht und die »Heimat«-Region entdeckt oder qualitative Zeit mit dem engsten Kreis verbracht. Das »Weniger« hat uns alle verbunden.

Wir entdecken das Regionale, die Umgebung, den Garten, die Küche. All das fühlt sich nicht mehr an wie eine vernünftige, aber schmerzhafte Einschränkung. Nein, wir entdecken das und lernen neu schätzen, was vor der eigenen Haustür liegt. Es boomen sogar Edelrestaurants wie eines in Berlin, das sich selbst »brutal lokal« nennt und – so heißt es – freiwillig den Pfeffer mit einem scharfen regionalen Pilz auswechselt. Diese Entdeckungen, auch in kulinarischer Hinsicht, sind jedoch gleichzeitig die Tür zu einem verantwortungsbewussten, nachhaltigen, klimafreundlichen Leben.

Auf die große Politik können wir nicht warten. Aber jeder von uns hat den Schlüssel in der Hand, selbst etwas beizutragen. »Think global, act local« heißt es so schön. Jede(r) Einzelne ist eine(r) von vielen, die jeden Tag Tausende Entscheidungen treffen, die am anderen Ende der Weltkugel Konsequenzen haben. »Glokal« sozusagen.

Der Schlüssel ist unser Einkaufskorb, den wir Tag für Tag füllen. Er gibt uns die Möglichkeit, etwas für uns selbst zu tun, aber gleichzeitig auch für die »Erdgesundheit« zu sorgen. Der Schritt zu mehr pflanzlichen Lebensmitteln ist hier der wichtigste und bereits ein großer Gewinn für das Klima. Und jeder, der auf seinem Speiseplan der pflanzlichen Ernährung einen größeren Raum gewährt, tut etwas für die Erde, Tiere und Nachwelt. Jede Neugierde in Sachen »vegane Ernährung« ist gut, jedes Entdecken, Erschmecken und Erschnüffeln von Exoten, von neuen Kombinationen, von Gewürzen, von neuen Produkten. Jedes neu ausprobierte vegane Rezept ist ein Schritt in eine paradiesische Welt, die unendlich viele Genüsse für uns bereithält, in der wir Gast in der Welt sind und uns daran freuen können, was alles auf dieser Erde wächst.

Dennoch ist eine mehr regionale pflanzenbasierte Ernährung die schlüssige Konsequenz aus dem, was wir wissen. In welchem Maße man sie umsetzt, ist jedem Einzelnen überlassen. Aber wenn wir über Umweltfaktoren wie Transportwege oder sinnvolle Wassernutzung nachdenken, darüber, unter welchen Bedingungen ein Lebensmittel hergestellt wird und was dies für die Umwelt bedeutet, wenn wir Massentierhaltung kritisieren und uns eine ressourcenschonende und regenerative Landwirtschaft wünschen und unterstützen wollen, wenn wir unseren CO_2-Fußabdruck verringern und Plastikabfall reduzieren oder vermeiden wollen, kurz, wenn wir nicht mehr nur an uns selbst und unseren Vorteil denken wollen, dann ist die Entdeckung von einheimischem, frisch verarbeitetem Gemüse, Obst, Getreide, von Kräutern und Heilpflanzen die logische Konsequenz, die sich nicht nur deshalb so unglaublich gut anfühlt, weil man damit das Richtige tut – für sich selbst und die Erde –, sondern auch, weil so viel Gutes so nahe liegt, weil Hirse und Holunderbeeren, Buchweizen und Bärlauch, Petersilie und Pastinaken, Artischocken und Apfelkraut einfach so unglaublich gut schmecken, weil sie die Möglichkeit geben, selbst zu pflücken, zu ernten, zu verarbeiten, weil sie uns die Augen öffnen für die Schätze der Erde, die hier bei uns wachsen. Und weil sie, zu alledem, auch noch heilsam sind und als Heil- und Hausmittel eingesetzt werden können.

Das vegane Gesundheitsbuch nimmt den Wunsch nach einer für uns und die Erde gesunden Ernährung auf. Wir werfen einen Blick in die komplexe Thematik der Lebensmittelindustrie und der Umwelt- und Klimathemen. Wir wollen angesichts dieser überwältigenden Fülle etwas genauer hinschauen und die Komplexität dieser Entscheidung verringern – ohne den ein oder anderen Weg zu verteufeln. Es geht um Gesundheit im doppelten Sinne: zum einen die eigene Gesundheit, zum anderen die Gesundheit der Erde. Das Buch schaut auf beide Perspektiven und findet die Synergien. Was ist gesund für mich? Was ist gesund für die Erde? Was hilft mir als Individuum und richtet der Erde nicht nur weniger Schaden an, sondern hilft sogar, entstandene Schäden zu regenerieren? Was unterstützt Bienen, erhöht Bodenfruchtbarkeit, schützt Wasser und nährt nicht nur mich, sondern auch die Umwelt?

Wohlgemerkt: Bei uns gibt es keine Verbote. Wir freuen uns einfach, wenn du Geschmack daran findest, deine Ernährung ein wenig mehr in Richtung »Gesundheit für mich und die Erde« zu verändern; das heißt, wenn du etwas mehr dieser »Für-alle-gut-Lebensmittel« konsumierst und etwas weniger diejenigen, die leider eine schlechtere Öko-, Gesundheits- und Klimabilanz haben.

Wir versprechen dir: Du wirst dieses Umschwenken, wie umfangreich es auch ist, nicht bereuen. Die regionale Küche hat Energiebooster und Sattmacher zu bieten, neu entdeckte alte Gemüse- und Getreidesorten. Eigentlich fragt man sich auf dieser Entdeckungsreise immer nur: Warum habe ich das nicht schon früher einmal ausprobiert?

Nach dem Exkurs in die Theorie findest du eine Liste mit Lebensmitteln, die in doppelter Hinsicht geprüft sind: gut für dich – gut für die Erde. Diejenigen regionalen pflanzlichen Lebensmittel, Gewürze und Kräuter, die im Hinblick auf die Gesundheit des Menschen von besonderer Bedeutung sind, werden in Teil 2 genauer beleuchtet. Es sind unsere »Vierzig ›Super-Regios‹ im Porträt«, mit denen du in Sachen Gesundheit besonders punkten kannst.

Mit diesen besonders wertvollen Lebensmitteln und Kräutern kannst du auch zahlreiche Hausmittel herstellen, die komplett pflanzlich sind und sich damit auch für Veganer und Veganerinnen eignen. Wir zeigen dir, wie du aus unserer Liste Hausmittel von Hustensirup bis Leberauflage und Fußbad produzierst.

Wir, das sind Julia, Ökotrophologin, Heilpraktikerin, vegane Fachberaterin und Ayurveda-Ernährungstherapeutin. Und Annette, eine Naturheilkundlerin und Gesundheitswissenschaftlerin, die beruflich auf altes Frauenwissen und die Medizin aus der Küche spezialisiert ist und als frischgebackene Omi merkt, wie es sich anfühlt, die Zukunft der eigenen Enkel gestalten und beschützen zu wollen (siehe auch »Die Autorinnen« im Anhang).

So freuen wir uns, wenn du unser »veganes Gesundheitsbuch« als Einladung siehst, die ein oder andere Anregung auszuprobieren. Du kannst dir sicher sein: Du tust dir selbst gut und die Erde freut sich auch!

Julia und Annette

Relay and stay happy!

Dieses Buch will dich pragmatisch und nicht perfektionistisch dazu einladen, hinsichtlich des Einkaufsverhaltens ein bisschen was anders zu machen und den Blick aufs Ganze (die Erde) zu ziehen. Gleichzeitig soll es eine Ode an die Entspannung, ans Vertrauen und unsere Selbstheilungskräfte sein. Lassen wir die Erde und uns ausreichend »in Ruhe«, können diese sich auch entfalten, und wir, ebenso wie die Erde, können wieder in Balance kommen.

Wir müssen dafür nicht alles immer zu 100 Prozent »richtig« machen. Es bleiben unkalkulierbare Auswirkungen unseres Handelns, und auch eine (laut Studien) »perfekte« Ernährung für Erde und Gesundheit kann, wenn sie den Menschen stresst, der ihr folgt, schädlich sein.

Die Tipps, Rezepte und Empfehlungen, die wir dir in diesem Buch geben, sind also ganz ohne Hysterie und Strenge, vielmehr als freundliche, liebevolle Handreichung gemeint und sollen eine Bereicherung deines Lebens sein, und zwar mit dem besonderen Blick auf eine pflanzenbasierte Ernährung. So werden wir das volle Spektrum der heilsamen Pflanzen ausnutzen, was nicht nur uns und unseren Nachkommen zugutekommen wird, sondern auch dem Planeten Erde, auf und von dem wir alle leben.

Notiz zum Gendering in diesem Buch: Wir sind als Autorinnenteam der Meinung, dass sich die Bemühung, eine erd- und menschengesunde Ernährung und die bewusst achtsame Haltung hinsichtlich individueller und globaler Aspekte auch in der Sprache niederschlagen sollte. Daher wählen wir teils die neutrale Schreibweise (Forschende, Ernährungsfachleute, Fachkräfte) oder nennen zuweilen beide Geschlechter, da wir explizit auch beide meinen. Vom Gender-Sternchen oder -Gap sehen wir ab, auch wenn wir nichtbinäre Geschlechtsidentitäten in allen Kapiteln gedanklich bewusst mit einschließen.

Zu den Begriffen: Der Unterschied zwischen »vegan« und »pflanzenbasiert« wird in Teil 1 erklärt. Wenn wir später wieder von »erdfreundlich« oder »planetengesund« und Ähnlichem sprechen, schließen wir alle Maßnahmen ein, die Wasser schützen, Boden regenerieren, Biodiversität steigern, CO_2-Treibhausemissionen minimieren oder andere umwelt- und klimafreundliche Effekte haben.

Teil 1:

Gutes tun durch vegane Ernährung

Sich selbst gesund essen

Die Art, Auswahl und die Zusammensetzung der Ernährung hat großen Einfluss auf das gesundheitliche Wohlergehen. Was wir aufnehmen und in unserem Verdauungstrakt umwandeln, verwandelt sich in unsere Körperzellen und wird auf Gewebeebene »zu uns«. Auch wie und wann wir essen und trinken, beeinflusst unsere Gesundheit.

Neben Tabak- und Alkoholkonsum sowie Bewegungsmangel ist Fehlernährung der Einflussfaktor Nummer eins für die Entstehung vieler chronischer und kardiovaskulärer Erkrankungen. Gesundheitlichen Risikofaktoren wie hohem BMI (Body-Mass-Index), Bluthochdruck, hohem Blutzucker- und LDL-Cholesterinspiegel kann durch eine pflanzenbasierte vollwertige Ernährung günstig entgegengesteuert werden.

Die »perfekte« Ernährung für alle gibt es dabei wahrscheinlich nicht, und die Ernährungswissenschaft lernt jedes Jahr ebenso neu dazu. Der Mensch hat sich im Laufe der Evolution immer wieder seiner Umgebung und der Nahrungsverfügbarkeit angepasst und kommt mit vielen Nahrungskomponenten zurecht. Es geht bei der Frage nach dem »gesündesten« Ernährungsmuster oft darum, wie individuell verträglich, vollwertig, frisch und vielseitig die Ernährung zusammengestellt ist. Denn frei nach Aristoteles ist Ernährung mehr als die Summe aller Nährstoffe. Wir versuchen eine aktuelle und wissenschaftliche Annäherung, welche Ernährungsform sich als sehr gesundheitsförderlich herausgestellt hat.

Was uns gesund hält – und was uns schadet

Die Weltgesundheitsorganisation WHO hat einen Gesundheitsbegriff geprägt, der nicht nur das Freisein von Krankheit bedeutet, sondern einen Zustand völligen Wohlbefindens auf mehreren Ebenen beschreibt: psychisch, physisch und sozial. Dies ist eine, zugegeben, sehr umfassende Definition, die über die rein körperliche Gesundheit hinausgeht. Auch die Ernährung trägt maßgeblich dazu bei, sich nicht nur physisch, sondern auch psychisch und sozial wohlzufühlen.

Die Global Burden of Disease Study oder GBDS (IHME 2018) erklärt darüber hinaus, welche Lebensmittel auf unsere Gesundheit in welchem Maße einwirken. Das Ernährungsverhalten ist dabei in der Version aus 2017 der dritthäufigste Einflussfaktor für unsere Gesundheit in Deutschland. Welche Lebensmittel zu- oder abträglich wirken und welche daher vermehrt oder weniger gegessen werden sollten, zeigen die Ergebnisse auf. Dabei legt die GBDS nahe, vor allem weniger Salz sowie ballaststoffreiche, das heißt mehr pflanzliche und weniger tierische Lebensmittel zu essen. Der Verzehr von zu wenig Vollkorngetreide, frischem Obst, Nüssen, Samen und buntem Gemüse ist dabei der größte Risikofaktor für ernährungsbedingte Erkrankungen. Zudem unterstreicht die GBDS die Wichtigkeit von mehrfach ungesättigten Fettsäuren, zum Beispiel Omega-3-Fettsäuren. Auf den weiter hinteren Plätzen der Risikofaktoren finden sich außerdem noch ein zu hoher Softdrink-Konsum, zu hoher Verzehr von verarbeitetem und rotem Fleisch sowie Transfettsäuren in verarbeiteten Backwaren und Fast Food.

Pflanzenbasierte Power für alle

Schauen wir uns also eine eher pflanzenbasierte Ernährung wie oben empfohlen noch mal genauer an. Zunächst versuchen wir eine Begriffsklärung: Was unterscheidet vegan und pflanzenbasiert? Seit April 2016 gilt ein Definitionsvorschlag der Verbraucherschutzministerkonferenz (VSMK) für die Lebensmittelverordnung, die vegane und vegetarische Lebensmittel beschreibt. Diese Definition ist gesetzlich bis dato nicht geschützt, das heißt nicht fest in der Lebensmittelinformationsverordnung (LMIV) verankert. Sie wird aber von den Lebensmittelaufsichtsbehörden angewandt und ist ein anerkannter Vorschlag in der Lebensmittelbranche. Vegan schließt dabei Erzeugnisse aus Zutaten, Verarbeitungshilfsstoffen, Trägerstoffen, Enzymen und so weiter tierischen Ursprungs komplett aus – und dies auf allen Verarbeitungsstufen. Die vegetarische Definition erlaubt tierische Zutaten wie Milch (Kolostrum), Eier, Bienenwachs und -honig, Wolle von lebenden Schafen sowie alle daraus hergestellten Produkte. Es gibt hierzu Lebensmittelsiegel wie das

V-Label oder die Veganblume, die die Einhaltung dieser und weiterer Kriterien garantieren.

Der Begriff »pflanzlich« wird oft synonym für Produkte verwendet, die vegan sind, weil eine höhere Akzeptanz von Verbrauchenden erwartet wird. Allerdings hat das Wort eine Einschränkung. »Pflanzlich« schließt streng genommen Pilze oder Hefe aus, die in der veganen Ernährung durchaus verzehrt werden, weil sie botanisch gesehen keine Pflanzen sind. Daher wird gern der Begriff »pflanzenbasiert« verwendet. Viele Forschende, Institutionen, Ernährungsberatungen und Gesundheitsexperten und -expertinnen nutzen in ihrer Kommunikation das Wort »pflanzenbasiert«, da der Begriff nicht so stark ausschließend ist, sondern einen einladenden Kompass bietet.

Was heißt pflanzenbasiert in diesem Buch?

Grundlage sind pflanzliche Lebensmittel (Gemüse, Obst, Vollkornprodukte, Hülsenfrüchte, Nüsse, Saaten, Öle) sowie wenige oder keine tierischen Erzeugnisse (Fleisch, Wurst, Fisch, Milch und Eier). Gesundheitlich vorteilhaft ist es bei vielen Erkrankungen, gänzlich auf Fleisch, Fisch sowie Wurst und dergleichen zu verzichten. In diesem Buch wird »pflanzenbasiert« als eine etwa 90- bis 99-prozentige vegane Ernährung genommen und »pflanzenbetont« synonym gebraucht. Geringe vegetarische Komponenten sind möglich, bilden aber die Ausnahme. Wenn wir von vegan sprechen, meinen wir die »streng« vegane Ernährung. Dabei gilt diese als ethisch die konsequenteste Ernährungsform und es gibt viele Argumente, die dafür sprechen, rein vegan zu leben. ProVeg, die internationale Ernährungsorganisation zur Förderung dieses Lebensstils, unterscheidet »5 Pros«, also fünf Gründe: Gesundheit, Umwelt, Tiere, Gerechtigkeit und Geschmack. Dieses Buch konzentriert sich auf die ökologische und gesundheitliche Motivation, weniger auf den, nicht minder wichtigen, Aspekt des Tierschutzes sowie der sozialen und der ethischen Motivation. Und den Geschmack wollen wir natürlich auch nicht vergessen, sondern diesem ausführlich in Teil 2 und 3 nachkommen.

Wissenschaftliches Rückgrat
der veganen Ernährung

Eine gut geplante, überwiegend pflanzenbasierte und vollwertige Kost sichert die Versorgung mit allen lebensnotwendigen Nährstoffen und bildet das Fundament einer gesundheitsförderlichen Kost. Auch die Ernährungsempfehlungen der Länder wie Deutschland, Kanada oder der USA legen nahe, dass Mischkost zu mindestens 75 Prozent oder mehr aus pflanzlichen Lebensmitteln bestehen sollte. Das bedeutet, dass auch nicht vegan Lebende von einer mehr pflanzenbetonten Ernährungsweise profitieren können. Gleichzeitig weisen Studien der letzten Jahre darauf hin, dass der übermäßige Konsum von tierischen Proteinen mit einem erhöhten Risiko an verschiedenen Erkrankungen wie Typ-2-Diabetes, Rheuma und Herz-Kreislauf-Erkrankungen einhergeht, die also unter anderem ernährungsbedingt sind. Zusätzlich gibt es aus der Forschung Hinweise, dass diese Erkrankungen durch eine eher pflanzenbasierte Ernährung positiv beeinflusst werden können.

Dass insbesondere pflanzliche Lebensmittel so gesundheitsförderlich sind, liegt unter anderem an Folgendem:

- dem krankheitspräventiven und therapeutischen Potenzial einiger Lebensmittel, zum Beispiel nitrathaltiger Lebensmittel für Bluthochdruck (etwa in Rote-Bete-Saft), Curcumin (Kurkuma [entzündungshemmend]), Quercetin (beispielsweise in Äpfeln oder roten Trauben [antioxidativ]), Lycopin (in Tomaten [antioxidativ]);
- vielen gesundheitsförderlichen sekundären Pflanzenstoffen (Polyphenolen, Saponinen, Carotinoiden, Phytosterinen, Flavonoiden, Sulfiden et cetera) sowie Vitaminen, Mineralstoffen, Spurenelementen und Ballaststoffen (zum Beispiel Pektine oder Cellulose [gut für das Mikrobiom, das heißt die Darmflora beziehungsweise die Darmperistaltik]);
- komplexen Kohlenhydraten in Vollkornprodukten, Hülsenfrüchten und Gemüsen (diese werden länger im Magen-Darm-Trakt abgebaut und gelangen somit langsamer ins Blut; das heißt, die Blutzuckerkurve steigt weniger stark an [Diabetesprävention und -behandlung], man ist länger satt und hat weniger Heißhunger [hilfreich auch beim Wunsch nach Gewichtsbalance]);

- weniger unerwünschten Inhaltsstoffen, zum Beispiel deutlich weniger bis kein Cholesterin (förderlich für einen gesunden Fettstoffwechsel), gesättigte Fette, Purine (dienen der Gichtprävention) sowie entzündungsfördernde Arachidonsäure (Arachidonsäure in tierischen Lebensmitteln fördert ein Entzündungsmilieu und begünstigt zum Beispiel rheumatische Erkrankungen).

Auch verschiedene Langzeitstudien geben Aufschluss über die gesundheitlichen Vorteile veganer Ernährung. Zwei der wichtigsten Studien zur veganen Ernährung sind die Adventist Health Study 2 oder AHS-2 (Pettersen et al. 2012) und die EPIC Oxford Study (Key et al. 2009). Sie weisen darauf hin, inwiefern eine reichhaltige und abwechslungsreiche vegane Ernährung dabei helfen kann, einer Vielzahl heutiger ernährungsassoziierter Zivilisationskrankheiten vorzubeugen. Hierzu zählen Übergewicht und Adipositas, Diabetes mellitus Typ 2, rheumatoide Arthritis, Hypertonie und andere kardiovaskuläre Erkrankungen (Herz-Kreislauf-Probleme), Dyslipidämien (Fettstoffwechselstörung) und bestimmte Tumorarten. Diese Befunde blieben bestehen, auch wenn der insgesamt gesündere Lebensstil von Veganern und Veganerinnen (zum Beispiel mehr körperliche Aktivität, häufigeres Nichtrauchen, geringerer Alkoholkonsum) und weitere nichtdiätetische Lebensstilfaktoren statistisch berücksichtigt wurden.

Hier sind noch einmal die wichtigsten Ergebnisse der Studien sozusagen in der Nussschale (ausgewählte Ergebnisse): Vegan lebende Menschen hatten nach der AHS-2 (Petterson et al. 2012)

- im Vergleich zur Allgemeinbevölkerung ein um 42 Prozent reduziertes Risiko für Herzkrankheiten,
- ein um 15 Prozent niedrigeres Sterblichkeitsrisiko gegenüber Mischkostverzehrenden innerhalb der AHS-2,
- den niedrigsten BMI, die Blut-Cholesterinwerte sowie das niedrigste Risiko für Diabetes mellitus Typ 2, Bluthochdruck und das metabolisches Syndrom sowie
- ein um 50 Prozent geringeres Risiko für Bluthochdruck im Vergleich zu Mischkost Verzehrenden.

Nach der EPIC Oxford Study (ausgewählte Ergebnisse) hatten vegan lebende Menschen
- ein um circa 30 Prozent reduziertes Risiko für ischämische Herz-krankheiten und
- ein um 19 Prozent erniedrigtes Risiko für alle Krebsarten.

Vegan lebende Menschen sind zudem meist gut oder besser versorgt mit Vitamin C und Folsäure, aber auch Magnesium und Ballaststoffe durch den höheren Verzehr von Obst, Gemüse und Vollkorngetreide. Dies kann ein Grund sein, warum bestimmte Zivilisationskrankheiten unter Vega-nern und Veganerinnen seltener auftreten als in mischköstlichen Gruppen.

Insel der Hundertjährigen

Hundert werden. Und dabei gut und gesund altern. Das ist ein Wunsch, den viele Menschen teilen. Schaut man in die sogenannten »Blue Zones«, kann man untersuchen, was die Langlebigkeit beeinflusst. In den so be-zeichneten Fleckchen der Erde werden die Menschen auf gesunde Weise sehr alt. Dies ist ein geeigneter Anhaltspunkt für Forschende zu schauen, welche Ernährung und Lebensweise wohl am gesündesten ist.

Das bekannteste Beispiel ist Okinawa, die japanische Insel der Hundertjährigen. Die traditionelle Ernährungsweise der Bewohner und Bewohnerinnen von Okinawa ist pflanzenbasiert und besteht zu einem Großteil aus Süßkartoffeln, anderen Gemüsesorten sowie Sojaprodukten. Zu folgenden Ergebnissen kamen die Forschenden der Blue Zones, und sie schlossen auf die Faktoren, die Langlebigkeit ausmachen:
- Nahrungsmittelrestriktion (»Hara hachi bu«: Iss dich nur zu 80 Pro-zent satt),
- Gewürzeinsatz (wenig Salz), medizinische Kräuter und Gewürze,
- Auswahl bunter und frischer Lebensmittel, 60 Prozent aus Gemüse, vor allem grünes Blattgemüse und Süßkartoffeln, Algen sowie Soja, Obst, vor allem Beeren und Nüsse (Walnüsse),
- keine zugesetzten Zucker, wenig Fett (wenig gesättigte) und wenig Proteinquellen, komplexe Kohlenhydrate,

- insgesamt energiearme, mikronährstoffreiche Ernährung, vollwertig, (lakto)vegetarisch oder pflanzenbasiert,
- energiearme Getränke, Wasser und grüner Tee, mäßiger Alkoholkonsum und wenig rauchen,
- regelmäßige körperliche Aktivität,
- Einbindung in Familie und soziale Strukturen, in den Alltag integrierte Spiritualität.

Wenn man also gesund alt werden möchte, lohnt es sich vor allem sehr, pflanzenbasiert respektive vegetarisch zu essen und diese Ernährung ausgewogen, frisch und vielseitig zusammenzustellen.

Vegan auch in besonderen Lebensphasen?

In außergewöhnlichen Lebensphasen wie Schwangerschaft, Stillzeit, Säuglings- oder Kindesalter sowie in der Jugend sollte auf die besonderen erhöhten Nährstoffbedürfnisse (wie Protein, Kalzium, Eisen und so fort) geachtet werden. Es ist wichtig, sich eingehend zu informieren und sich beraten zu lassen. Immer mehr Ernährungsfachgesellschaften erkennen eine vegane Ernährung als dauerhafte Kostform an, so zum Beispiel die US-amerikanische Academy of Nutrition and Dietetics (A.N.D.) wie auch die australische Ernährungsfachgesellschaft. Die A.N.D. schreibt entsprechend in ihrem Positionspapier, dass eine gut geplante vegane Ernährung in jeder Lebensphase geeignet ist, einschließlich Schwangerschaft, Stillzeit, Kindheit und Jugend. Die Deutsche Gesellschaft für Ernährung (DGE) empfiehlt in diesen Lebenslagen die vegane Ernährung nicht uneingeschränkt, da die Studienlage noch unzureichend und der erhöhte Nährstoffbedarf aus ihrer Sicht nur mit guter Planung möglich oder mit Risiken behaftet sei. Vegetarische Ernährung ist aus ihrer Sicht allerdings für alle Lebenslagen geeignet.

Zur ausreichenden Versorgung bei veganer wie vegetarischer Ernährung von Kindern und Jugendlichen mit den meisten Makro- und Mikronährstoffen kamen die im 14. Ernährungsbericht veröffentlichten Ergebnisse der VeChi-Youth-Studie der DGE im November 2020.

Aufgrund der für Deutschland nicht repräsentativen Studienteilnehmenden und der immer noch unzureichenden aktuellen Datenlage blieb die DGE dennoch bei der Empfehlung von vegetarisch als Dauerkost, nicht aber vegan für diese Zielgruppe.

Eine ausgebildete Ernährungsfachkraft kann dir bei der Gestaltung und Entscheidung hinsichtlich einer pflanzenbasierten Ernährung abhängig von deiner Lebenslage weiterhelfen. Wir empfehlen zudem weiterführende Literatur (siehe Anhang).

Ich packe meinen veganen Teller und nehme mit …

Vielleicht fragst du dich: Wenn ich annehme, dass eine Ernährung mit Schwerpunkt auf pflanzlichen Lebensmitteln besonders gesundheitsförderlich ist, wie kombiniere ich nun was, und was kann ich noch essen? Und egal, welchen Anteil tierischer Lebensmittel ich noch in meine Ernährung integrieren möchte – wie könnte eine nährende, vegane Ernährung im Alltag zusammengestellt werden?

Tipp: Du erhöhst generell die Verträglichkeit der Nahrung durch ausreichendes Kauen, durch warmes Essen (Rohkostanteil je nach Bekömmlichkeit), langsames Essen nur bei Hunger beziehungsweise nach ausreichenden Nahrungspausen (die vorherige Mahlzeit sollte fertig verdaut sein) und durch den Verzicht auf Getränke während des Essens.

Im Jahr 2011 wurde die Ernährungspyramide durch das Konzept des Ernährungstellers ergänzt. Der Ursprung des Ernährungstellers basiert auf der Pyramide und vervollständigt diese. Entwickelt wurde er von Fachleuten für Ernährung der Harvard School of Public Health. Er ist in fünf Kategorien eingeteilt, die als Basis einer gesunden Ernährung bezeichnet werden: Gemüse/Obst, Getreide, Hülsenfrüchte, pflanzliche Öle/Fette, Getränke. Der Teller verdeutlicht, wie viel von welcher Lebensmittelgruppe pro Mahlzeit verzehrt werden sollte. Die leicht verständliche Darstellung in Form eines »gesunden Tellers« soll Menschen dabei unterstützen, ein gesundes Essverhalten zu entwickeln und sich die Mengenverhältnisse einfacher vorzustellen (siehe die Abbildung im Abschnitt »Unser Ernährungsteller mit den Lebensmitteln für uns und die Erde« im übernächsten Kapitel »Auf den Punkt gebracht: Konkrete Tipps auf einen Blick«).

Tipp: Kauf alle Grundnahrungsmittel möglichst zuckerfrei (gemeint ist zugesetzter Zucker) und salzarm. Das betrifft Brot, Teigwaren, Getreideprodukte, Wasser (Getränke), Hülsenfrüchte, Gemüse und Obst, Nüsse und Nussmuse.

Die Hälfte des Tellers machen Gemüse (etwa drei Portionen am Tag) und zwei Obstportionen aus. Achte dabei auf die Qualität (reif, frisch, saisonal, regional, bio), und integriere die ganze bunte Palette des Angebots. Wenn du es gut verträgst, iss mittags eine Portion als unerhitztes Gemüse, zum Beispiel Blattgemüse oder Rohkost, und bereite ansonsten Gemüse schonend zu. Fermentierte oder milchsauer vergorene Lebensmittel können hinsichtlich der Stärkung der Darmflora in Maßen sinnvoll sein.

Regionale Gemüsekunde: Wie wär's mal mit ...

Auberginen, Artischocken, Blumenkohl, Bohnen, Brokkoli, Champignons, Eichblattsalat, Endiviensalat, Erbsen, Feldsalat, Frühlingszwiebeln, Gemüsefenchel, grünen Bohnen, Grünkohl, Karotten, Kartoffeln, Knoblauch, Kohlrabi, Kopfsalat, Kürbis, Lauch, Mangold, Meerrettich, Pastinaken, Petersilienwurzel, Radicchio, Radieschen, Rettich, Rosenkohl, Roter Bete, Rotkohl, Rucola, Salatgurke, Schalotten, Schwarzwurzeln, Sellerie, Spinat, Spitzkohl, Stangensellerie, Tomate, Weißkohl, Wirsing, Zucchini oder Zwiebeln?

Tipp: Falls du bestimmte der genannten Gemüsearten nicht so gut vertragen kannst, hier eine kleine Aufzählung der meist gut verträglichen Gemüsearten aus dem Ayurveda: Artischocken, Fenchel, grüne Bohnen, Kürbis, Möhren, Rote Bete und Zucchini.

Obst: Wie wär's mal mit ...

Äpfeln, Aprikosen, Birnen, Blaubeeren, Brombeeren, Erdbeeren, Heidelbeeren, Himbeeren, Johannisbeeren, Kirschen, Mirabellen, Pfirsichen, Pflaumen, Quitten, Rhabarber, Schlehen, Stachelbeeren oder Weintrauben (mit Kernen)?

Tipp: Wenn möglich, wähle regionale und saisonal reife Früchte. Gibt es einen Wochenmarkt in deiner Nähe? Hier werden oft auch »alte« und noch mehr einheimische Sorten feilgeboten. So steigerst du mit jedem Bissen die Diversität der Landwirtschaft.

Frische Kräuter, Gewürze und Wildgemüse (sowie -pflanzen): Wie wär's mal mit ...

Bärlauch, Basilikum, Bohnenkraut, Brunnenkresse, Dill, Estragon, Gartenkresse, Hagebutten, Holunder, Kapuzinerkresse, Kerbel, Kümmel, Liebstöckel, Löwenzahn, Majoran, Minze, Oregano, Petersilie, Rosmarin, Salbei, Schnittlauch, Thymian oder Zitronenmelisse?

Tipp: Kümmel & Co. erhöhen die Verdaulichkeit bestimmter Lebensmittel (Hülsenfrüchte, Kohlarten). 1–2 TL Gewürze und frische (Wild-)Kräuter am Tag machen es uns auch leichter, den Salzkonsum zu reduzieren, und geben die Extraportion sekundärer Pflanzenstoffe.

Ein Viertel des Tellers kannst du mit der Vielfalt der einheimischen Getreide füllen. Vollwertiges Getreide liefert komplexe Kohlenhydrate sowie darmfreundliche Ballaststoffe. Zudem stecken darin wichtige B-Vitamine, Mineralstoffe wie Eisen, Magnesium und Zink sowie schützende sekundäre Pflanzenstoffe. Hier gilt es, die Vielfalt bei einheimischen Getreiden zu nutzen. Iss alle zwei Tage eine andere Beilage! Variiere häufiger zwischen intaktem Vollgetreide, Flocken, Vollkornnudeln oder Vollkornbrot (aus Sauerteig) oder mal einem leichteren Vollkorntoast.

Das letzte Viertel des Tellers widmet sich pflanzlichen Proteinquellen. Auf dem pflanzlichen Buffet sind vor allem Hülsenfrüchte (regional: Linsen, Erbsen, Bohnen und Lupinen), Nüsse und Vollgetreide geeignete Eiweißlieferanten. Auch regionale Sojaprodukte (aus Europa, Deutschland) wie Tofu und Tempeh gelten als gute Proteinquellen. Saaten wie Kürbiskerne, Sonnenblumenkerne enthalten ebenfalls viel Eiweiß. Durch die Kombination verschiedener pflanzlicher Proteinquellen, über den Tag verteilt, kann die Zufuhr der essenziellen Aminosäuren optimiert werden. Durch Einweichen vor dem Kochen, Zugabe verdauungsfördernder Gewürze (Kümmel, Bohnenkraut, Majoran, Liebstöckel und so weiter) sowie Ankeimen kann man die Verträglichkeit steigern.

Was zum Teller noch dazugehört:
Hochwertige pflanzliche Fette

Auch gesunde Fette spielen eine wichtige Rolle. Bei pflanzenbasierter Ernährung ist auf ausreichende Versorgung mit den essenziellen (Omega-3- und Omega-6-)Fettsäuren zu achten, und dies in einem guten Verhältnis (mindestens 1 zu 5). Empfehlenswert ist es, die Verwendung von Omega-6-reichen Ölen wie Sonnen-, Distel- oder Maiskeimöl aufgrund des ungünstigen Fettsäureverhältnisses zu verringern (oder darauf zu verzichten). Ungünstig sind diese, weil mit hohem Anteil Omega-6-Fettsäuren entzündungsförderliche Prozesse im Körper begünstigt werden. Leinöl, Walnussöl und Hanföl weisen einen hohen Gehalt an Omega-3-Fettsäuren auf und sollten mit mindestens 1–2 EL am Tag integriert werden, zum Beispiel als Salatdressing oder als Garnitur aufs fertige Gericht (kalt, nicht erhitzen!). Oliven- und Rapsöl haben zudem ein gutes Verhältnis von Omega-6- zu Omega-3-Fettsäuren und dürfen in keiner Küche fehlen. Zudem ist eine Handvoll ungesalzene Nüsse am Tag empfohlen, insbesondere Walnüsse, Haselnüsse, Mandeln sowie 1–2 EL Saaten, insbesondere Leinsamen.

Öle und Fette: Wie wär's mal mit ...

Esskastanien, Hanföl, Haselnüssen, Leinöl, Leindotteröl, Mandeln, Walnussöl, Olivenöl, Rapsöl oder Walnüssen?

Tipp: Esskastanien mit ihren wertvollen Inhaltsstoffen gehören zu den Nüssen, sind aber auch sehr kohlenhydratreich und randvoll mit Vitaminen, Mineralstoffen und Spurenelementen.

Ausreichend trinken, Sonne und Bewegung

Im Rahmen einer ausgewogenen Ernährung sind zusätzlich etwa 1½ Liter kontrolliertes Quellwasser, ungesüßte Tees (Kräuter- und Gewürztees), kalorienarme Saftschorlen oder Mineralwasser pro Tag empfohlen. Für eine ausreichende Versorgung mit Kalzium ist es empfehlenswert, ein kalziumreiches Mineralwasser (>300 mg/l) zu wählen.

Kaffee, schwarzer und grüner Tee sollten in Maßen und zeitversetzt zu den Mahlzeiten erfolgen (etwa dreißig Minuten), um die Eisenaufnahme nicht zu behindern. Hier können wir nicht mit regionalem Anbau dienen – bitte kauf in solchen Fällen Fairtrade-Produkte und Bio-Qualität.

Tipp: Eine tolle Alternative zum Kaffee ist Lupinenkaffee – genauso aromatisch, regional erhältlich und weniger »nervenaufreibend« und bitter. Viel besser für den empfindlichen Magen! Dies gilt auch für andere Kaffee-Alternativen aus Getreide.

Ernährungsphysiologisch weniger wertvolle Lebensmittel wie Süßigkeiten, salzige Snacks und Alkohol sollten sparsam verwendet oder können auch weggelassen werden. Versuche, statt der handelsüblichen Süßigkeiten Zartbitterschokolade (70 Prozent Kakaoanteil, Fairtrade, bio) oder alternativ ungeschwefelte Trockenfrüchte (zum Beispiel Rosinen, Trockenpflaumen) und andere energiereiche Lebensmittel wie Nüsse in deinen Tagesplan zu integrieren.

Tipp: Ausreichend Schlaf (etwa acht Stunden) und Entspannung sowie täglich fordernde Aktivität gehören ebenfalls zu einem gesunden (Ess-)Alltag.

Ernährungsfachleute empfehlen, alle ein bis zwei Jahre ein Blutbild für die wichtigsten kritischen Nährstoffe wie Vitamin B_2, B_{12}, Zink, Eisen, Jod, Kalzium und Vitamin D_3 anfertigen zu lassen. Bei einer rein pflanzenbasierten Kost kann die Versorgung mit Vitamin B_{12} nicht allein durch die Nahrung sichergestellt werden. Eine Supplementierung und der Verzehr von angereicherten Produkten sind deshalb dringend empfohlen. Vitamin B_{12} kann in Form von B_{12}-Zahnpasta, Tabletten, angereicherten Produkten oder Tropfen eingenommen werden.

Zur Vitamin-D-Versorgung ist es empfohlen, in den Frühlings- bis Herbstmonaten täglich kräftig Sonne zu tanken (etwa 20 bis 30 Minuten am Tag mit zu 30 Prozent exponierter Haut). Ob in den Wintermonaten Vitamin-D_3- oder andere Supplemente sinnvoll sind, sprich bitte mit einem Arzt oder einer Ärztin ab.

Außerdem sollte für eine gesunde Schilddrüse auf eine ausreichende Versorgung mit Jod und Selen geachtet werden. Dies kannst du durch 1 TL Nori-Algen (Jod) und zwei bis drei Paranüsse (selenhaltig) täglich abdecken.

Wer's genauer wissen will: Jod und Selen

Der Selengehalt pflanzlicher Lebensmittel unterliegt aufgrund der selenarmen Bodenbeschaffenheit in Europa großen Schwankungen. Wenn bestimmte Lebensmittel wie Paranüsse regional schwer zu bekommen sind, achte bitte beim Kauf von diesen Produkten »von weiter weg« auf faire Bedingungen und Bio-Qualität. Nutze außerdem die Auswahl (gering) selenhaltiger Lebensmittel wie Spargel, Kohl, Zwiebeln, Pilze oder Linsen. Jod ist ebenso abhängig von der Bodenbeschaffenheit und kommt nur in geringen Mengen auch zum Beispiel in Spinat, Champignons, Brokkoli oder Kürbiskernen vor. Von einem häufigen Verzehr von Algen mit stark erhöhtem Jodgehalt ist aber abzuraten, da dies zu Störungen der Schilddrüse führen kann (dazu gehören Wakame, Arame und Kombu).

Bei jeder Ernährungsweise, egal ob vegetarisch, vegan oder mischköstlich, kommt es auf eine gute Zusammenstellung an. Wer sich ausgewogen und abwechslungsreich ernährt, regenbogenfarbenbunt isst und dabei die kritischen Nährstoffe nicht aus den Augen verliert, sorgt für eine optimale Versorgung.

Essensrhythmen von Tages- und Jahreszeiten

Wenn wir uns auch mal nach rechts und links orientieren, geben uns traditionelle und sehr erfahrene Gesundheitssysteme wie der Ayurveda Aufschluss über die optimale Essensrhythmik unter Beachtung tages- und jahreszeitlicher Umweltfaktoren. Hier ist es beispielsweise empfohlen, morgens nur so viel wie nötig zu essen (alternativ zu fasten oder nur Flüssigkeit beziehungsweise Obst zu sich zu nehmen), mittags die Hauptmahlzeit mit dem höchsten Sonnenstand einzunehmen (11.00 bis 14.00 Uhr) sowie abends nur etwas Leichtes (und eher Warmes wie eine Suppe, einen Eintopf oder Gemüsegerichte, am besten bis 18.00 Uhr) zu genießen.

Auch die Jahreszeiten beeinflussen, wie und was wir gerade vertragen und verdauen können. Im Winter ist laut Ayurveda die Verdauungskraft zum Beispiel stärker als im Sommer, daher vertragen wir schwerere, öligere, deftige Kost an Weihnachten viel besser als Gleiches im Sommer. Und gerade in den Übergangsjahreszeiten, wenn die Verdauungskraft etwas »wacklig« ist, sei immer eine gute Zeit, zu »entschlacken« und auf eine eher warme, leichtverdauliche Schonkost zu achten. Im Frühling gilt unter anderem die Empfehlung hin zu eher bitteren, scharfen oder herben Speisen (Artischocken, Bärlauch, Brennnessel, Schlehen) oder zu fasten. Im Herbst dagegen sind stoffwechselanregende »saure« Speisen eher angebracht (etwas Apfelessig in Suppen).

Unsere Ernährung den saisonalen und tageszeitlichen Gegebenheiten anzupassen steigert also die Verträglichkeit des Essens und stärkt unsere Verdauung – eine Grundlage langfristiger Gesundheit.

Genuss für alle Sinne

Da gesunde Ernährung nicht bei der körperlichen Versorgung aufhört, schauen wir uns noch psychologische und »sinnliche« Elemente an. Bei einer ausgewogenen Zusammenstellung sollten am besten auch verschiedene Geschmäcker (süß, salzig, sauer, bitter, herb), die Vorliebe nach »Fettigem« (Schmelz, Öligkeit), Scharfem (Schmerz- und Hitzereiz) und dem »Umami« (Wohlgeschmack, Herzhaftes, zum Beispiel Fleischalternativen, Pilze) durch entsprechenden Gewürzeinsatz und Zubereitungsart (Backen, Braten et cetera) bedient werden.

Noch genussreicher wird Essen auch durch verschiedene Konsistenzen beziehungsweise Textur- und Temperaturunterschiede, die das Geschmackserlebnis vervielfachen. Man sagt, das Auge isst mit, denn auch das ansprechende Aussehen des Essens auf dem Teller ist förderlich (frische Kräuter, kräftige Farben durch Gewürze, bunte Gemüsevielfalt, Garnituren). Das alles unterstützt das Gefühl, »satt« und zufrieden zu sein und weniger Gelüste zu entwickeln. Die Zubereitung vielseitiger Menüs, die du nicht nur schmecken, sondern hören (Crunch), fühlen (Oberfläche, Form, Haptik), sehen (Farbe, Kombination) und riechen kannst, trägt sehr zum Wohlbefinden bei.

Frisch oder verarbeitet?

Es gibt weder rein gesunde noch rein ungesunde Lebensmittel. Es ist wichtig, das richtige Verhältnis zwischen frischen und verarbeiteten Lebensmitteln zu finden. Gewohnheiten und die Art unserer Essprägung sowie auch evolutionsbiologische Faktoren lassen uns gewisse fettige, süße, stark würzige Lebensmittel lecker finden.

Es empfiehlt sich aber grundsätzlich, frisches Obst und Gemüse, intakte Vollkorngetreide, getrocknete Hülsenfrüchte und Nüsse, Samen, Kräuter, Wildpflanzen und Sprossen so frisch und natürlich zu essen, wie es geht. Diese sind ergänzbar durch nährstoffreiche, gering verarbeitete Lebensmittel wie Vollkornnudeln, Dosenhülsenfrüchte, Dosentomaten, Tiefkühlgemüse und Obst, Tofu, Pflanzendrinks und

-joghurts, Gewürzmischungen, Nussmuse, fermentiertes Gemüse oder Trockenobst. Diese beiden Kategorien sollten 90 Prozent ausmachen. Dagegen sollten nährstoffarme, verarbeitete Lebensmittel wie Weißmehlprodukte, Süßigkeiten, Softdrinks, Fast Food oder Alkohol maximal 10 Prozent umfassen.

Es spricht also nichts dagegen, sich mal »was zu gönnen« und dies dann mit allen Sinnen zu genießen, wenn man in der Regel auf eine ausgewogene Ernährung achtet.

Wilde Superfoods vom Wegesrand

Es gibt kostenlose, sehr nährstoffreiche einheimische Superheldenpflanzen, die auf der Wiese und am Wegesrand blühen. Heilkräuter und Wildsalate sind tolle Ergänzungen in der Küche. Die sekundären Pflanzenstoffe in Giersch, Gundermann und Ähnlichem sind unschlagbar reichhaltig und unvergleichbar mit Supermarkt-Kräutern.

Bitte beachte: Bei Wildkräutern gilt es, nur das zu verzehren, was du wirklich sicher bestimmen kannst und auf nichtkontaminierten Wiesen wächst.

Wenn du mit Wildkräutern bisher wenig Erfahrung hast und/oder eher unsicher beziehungsweise vorsichtig bist, empfiehlt sich, ganz klein anzufangen. Nimm das, was du ganz sicher aus deiner Kindheit kennst, oder pflanze es in deinem eigenen Garten oder auf dem Balkon an, sofern das möglich ist.

Gute Einsteiger-Kräutergerichte sind zum Beispiel Löwenzahnblätter (Salat) und -blüten (Deko), Brennnessel-Spinat, Bärlauch-Pesto, Giersch-Topping oder Gänseblümchen-Salat (Deko, essbare Blüten).

Ist saisonal, regional und öko gesünder?

Ob Bio-Lebensmittel mehr Vitamine enthalten, lässt sich nicht eindeutig beurteilen. Es gibt hier eine widersprüchliche Studienlage. Einige kommen zum Ergebnis, ökologisch erzeugte Lebensmittel seien reicher an sekundären Pflanzenstoffen und Antioxidanzien. Zudem enthalten ökologisch erzeugte Lebensmittel in der Regel geringere Pestizidrückstände. Saisonal und frisch geerntete und reife Früchte und Gemüse aus der Region enthalten dagegen eindeutig mehr Nährstoffe als jene, die durch Lagerung und Transport schon ein »längeres Leben« hinter sich und damit bereits Nährstoffverluste erfahren haben können. Es ist demnach für die Gesundheit am besten, so marktfrisch, regional und saisonal wie nur möglich einzukaufen oder gleich Gemüse aus dem eigenen Garten und vom eigenen Balkon zu naschen.

Nach dem Einkauf kommt es auf eine optimale Lagerung an, um wertvolle Inhaltsstoffe zu erhalten. Kälteunempfindliche Lebensmittel wie Blattgemüse, Brokkoli, Lauch, Pilze, Erdbeeren, Heidelbeeren oder Kirschen können gern in den Kühlschrank. Kälteempfindliche wie Avocado, Auberginen, Gurke, Kürbis, Zucchini, Kartoffeln sowie Paprika sollte man lieber lichtgeschützt bei Zimmertemperatur aufbewahren. Ansonsten gilt es, auf eine schonende Zubereitung (zum Beispiel Dampfgaren oder kurzes Sautieren im Wok) und möglichst baldige Verarbeitung zu achten.

Stunden zählen – die Vorteile des Intervallfastens

Wie kannst du deiner Gesundheit noch etwas Gutes in Bezug aufs Essen tun? Indem du einfach öfter mal eine Zeit lang nichts isst! Intervallfasten ermöglicht dem Körper, je nach Wahl des Fastenrhythmus in eine vierzehn- bis achtzehnstündige Nahrungspause und damit kurzzeitig in den Fastenstoffwechsel (eigene Fettreserven als Energiequelle statt Glucose) zu gehen.

Was passiert, wenn wir fasten? Der Körper hat Zeit für enzymatische

Reparaturvorgänge, zelluläre Aufräumarbeiten sowie die Fettverbrennung und kann bessere Immunarbeit leisten. Das Muster 16 zu 8 – das heißt, sechzehn Stunden (vom Abendessen bis zum nächsten Mittag) nichts und innerhalb von acht Stunden zwei bis drei Mahlzeiten zu essen – ist sehr verbreitet. Manche Menschen bevorzugen, das Abendessen, manche, das Frühstück ausfallen zu lassen.

Möglich ist auch, ganze Entlastungs- oder Fastentage in der Woche einzubauen, um dem Körper etwas Auszeit zur Selbstfürsorge zu verschaffen.

Die gesundheitlichen Vorteile des Intervallfastens sind unter anderem ein verbesserter Schlaf, eine erhöhte Insulinsensitivität, die Senkung des Blutdrucks, eine leichtere Gewichtsstabilisierung, ein reduzierter IGF-1-Spiegel (steht im Zusammenhang mit Tumorentstehung) und eine erhöhte Autophagie (Zellreinigung und -regeneration).

Zehn Essentials für eine gesunde Ernährung

Wie lassen sich nun die Empfehlungen hinsichtlich gesunder veganer Ernährung zusammenfassen? Hier siehst du alle Empfehlungen noch einmal stichwortartig im Schnelldurchlauf:

1. **Frisch und pflanzenbasiert:** Wähle überwiegend frische beziehungsweise schonend zubereitete pflanzenbasierte Speisen sowie nur gering verarbeitete, natürliche Lebensmittel (ohne Zusatzstoffe, Salz oder Zucker).

2. **Reif, hochwertig und nah:** Entscheide dich bei Gemüse, Kräutern und Obst nach saisonalen Gesichtspunkten, wähle also reife, nährstoffreiche einheimische »Superfoods« und »Super-Regios«, am besten in Bio-Qualität. Integriere öfter heimische Wildkräuter!

3. **Bunt, kombiniert und abwechslungsreich:** Iss jeden Tag etwas anderes, nutz die Vielfalt der Getreide und Eiweißquellen, genieße Gemüse in Regenbogenfarben, zum Beispiel zwei bis drei Gemüsearten pro Mahlzeit. Und kombiniere proteinhaltige Lebensmittel miteinander!

4. **Bewusstes »Nichtessen« und »-trinken«:** Leg Nahrungspausen zum Verdauen ein, nimm zwei bis maximal drei ausgewogene Mahlzeiten am Tag zu dir (gegebenenfalls Intervallfasten), und trink ausreichend ungesüßte Getränke, Tees oder Quellwasser (außerhalb der Mahlzeiten).

5. **Langsam, maßvoll und achtsam:** Dein Essen solltest du behutsam genießen, gut kauen und dabei ohne Ablenkung sein. Beachte die Mengenverhältnisse des »Ernährungstellers«.

6. **Gewürze und »Toppings« statt Salz:** Du kannst frische Kräuter, mediterrane Gewürze und, wenn du möchtest, auch bekannte Wildpflanzen einbauen sowie clevere Nährstoffbomben-Toppings aus Saaten, Sprossen, Blüten, Hefe, Nussparmesan und Ähnlichem nutzen.

7. **»Sinnlich«:** Komponenten, Texturen und Geschmäcker lassen sich sinnlich zusammenstellen; das heißt, du kannst ausgewogene Menüs für Augen, Ohren und Mund zaubern (die also mehrere Sinne bedienen [Konsistenzen, Farben et cetera]).

8. **Schonend, roh, intakt:** Sorg für eine Balance zwischen Gekochtem und Unerhitztem je nach Verträglichkeit – Rohkostanteil einbauen, nährstoffsensibel kochen beziehungsweise ankeimen, fermentieren/milchsäuregären, intakte Getreide integrieren.

9. **Kritisch und gewissenhaft:** Lass dich in besonderen Lebenslagen durch Fachkräfte beraten sowie spezielle Nährstoffe testen, und sprich die Supplementation ab. Achte bewusst auf Nährstoffe wie Jod, Selen, Eisen, Omega-3-Fettsäuren, Vitamin B_2, D_3 und B_{12}.

10. **Jahres- und Tagesrhythmen respektierend:** Die Hauptmahlzeit solltest du mittags zu dir nehmen, abends eher leichter und morgens so viel wie nötig essen. Wähl die Nahrungsmittel im Einklang mit den Jahreszeiten und dem Sonnenstand; das heißt, »hör« auf saisonale und tageszeitliche Rhythmen und deine individuelle Verträglichkeit.

Die Erde gesund essen

Mit unserer Lebensweise, unserem Konsum – wie wir wohnen, Geld anlegen, essen und reisen – hinterlassen wir unseren individuellen ökologischen Fußabdruck auf der Erde. Ein ganzes Viertel des Fußabdrucks haben wir allein durch unsere Ernährung in der Hand – besser gesagt: unter dem Fuß. Durch eine überwiegend vegane Ernährung können wir bis zu zwei Drittel dessen einsparen, vor allem, wenn wir dabei noch den Schatz einheimischer und ökologischer Lebensmittel nutzen.

Was müssen wir dabei beachten, wenn wir nicht nur gesund und vegan, sondern auch »erdfreundlich« essen wollen? Wird es jetzt kompliziert? Nein! Wir zeigen, wie du durch deine Ernährung nicht nur weniger CO_2 verursachen, sondern mit regionalen Lebensmitteln dafür sorgen kannst, dass die Erde sich wieder regenerieren kann, und zu einer gesünderen Umwelt beitragen kannst. Wir setzen nun die Erdgesundheitsbrille auf und prüfen, welche Ernährung dafür am besten wäre.

Vegan als Basis, erdgesund zu essen

Vegane Ernährung bietet eine große Chance, die Welt jeden Tag ein bisschen besser zu machen. Und sie ist eine leckere dazu! Geringerer Wasserverbrauch (okay, ein paar Ausnahmen, dazu später), die Notwendigkeit, weniger Anbauflächen zu brauchen oder vorhandene effizienter zu nutzen, sowie geringere Pestizid-, Gülle- und Antibiotika-Einträge (und -Nutzung), Schonung der Ozeane und Fischbestände sind große Chancen zur Verbesserung der Erdgesundheit. Um bis zu 73 Prozent lässt sich der ernährungsbedingte CO_2-Fußabdruck einer Person durch den Verzicht auf Fleisch und Milchprodukte reduzieren. Was die Qualität und Auswahl der veganen Lebensmittel (bio, regional, saisonal) betrifft, das schauen wir uns im Weiteren an. Denn auch da liegt ein großer Hebel für die Erdgesundheit und die Möglichkeit, deren »gesundheitliche Wirkkraft« noch zu vergrößern.

Hierbei steigt die Nachfrage nach Alternativen zu klassischen tierischen Produkten wie Wurst, Schnitzel oder Frikadellen stetig. Pflanzenbasierte Ersatzprodukte aus Soja, Erbsen oder Weizen sind in Bezug auf Umweltschutz und Gesundheit am tragfähigsten. Laut einer Studie des Umweltbundesamts werden bei der Produktion weniger als ein Zehntel Treibhausgase ausgestoßen, verglichen mit Fleisch von Wiederkäuern (circa 30 Kilogramm CO_2 pro Kilogramm Fleisch). Für 1 Kilogramm Fleischalternative auf Sojabasis werden nur 2,8 Kilogramm CO_2 emittiert.

Tipp: Achte auf Sojaprodukte und andere Fleischalternativen mit Bio-Qualität, frei von Gentechnik, und kauf am besten Sojaprodukte europäischer oder auch regionaler Herkunft (Österreich, Frankreich). Diese erhältst du in allen gängigen Super- und Biomärkten. Mögliche Alternativen sind Lupine oder Seitan.

Es gibt auch bei veganer Ernährung ein paar kleine »Stolperfallen«, was die Erdgesundheit anbelangt. Die Transportemissionen von pflanzlichen Lebensmitteln wie zum Beispiel Flugobst, der Wasserverbrauch exotischer Pflanzen oder der Energieverbrauch von Treibhäusern kann recht »erdunfreundlich« sein. Zu möglichen Alternativen wird später unter »Regionalität und Saisonalität« Bezug genommen.

Was braucht die Erde, um gesund zu sein?

Zunächst ein Blick auf das Ganze: Der Superorganismus Erde hat schon Jahrtausende ohne den Menschen existiert. Unser Heimatplanet kann sich wieder erholen und weiß sehr gut, wie das geht – auch ohne unsere Steuerung. Das sieht man in Gebieten, wo die Natur »in Ruhe« gelassen wird. Um unserer »Patientin« diesen Raum zu ermöglichen, braucht es von uns ein bisschen Liebe, vielleicht auch Ehrfurcht vor dem Kreislauf allen Lebens auf der Erde.

Eine selbst gesäte Mohrrübe im Garten aufwachsen zu sehen, die einen als Suppe dann später nährt, aus einem klitzekleinen Samenkorn gewachsen mit nichts als Wasser, Erde und Sonne. Wälder, die unsere Atemluft produzieren. Sich diese eigentlich hochkomplex-verwobenen »Selbstverständlichkeiten« vor Augen zu führen und dann respektvoll mit den Nahrungsmitteln und der Umwelt umzugehen und damit unser (Konsum-)Verhalten zu lenken, ist ein wertvoller und auch logischer Schritt. Was wir lieben, das schützen wir. Und dann kann die Erde auch wieder genesen.

Fragen wir weiter die Wissenschaft und Klimaforschung, so wollen diese vor allem klimawirksame Gase (Treibhausemissionen) verringern, um die Erde nicht weiter zu erhitzen, da dies das Ökosystem immer mehr aus der Balance bringt und eine Kaskade von »Krankheiten« auslöst. Deshalb kommen verschiedene CO_2-Spar- und -Auffangmaßnahmen als »Therapiestrategie« für die Gesundung der Erde infrage, zum Beispiel

- der Schutz von intakten Ökosystemen wie dem Regenwald, von Torfland (Mooren), von Permafrostböden, intakten Meeresböden, CO_2-Speichern (man braucht die Natur mehr oder weniger also bloß aktiv »in Ruhe zu lassen«),

- Aufforstung (Bäume/Wälder pflanzen, zum Beispiel langsames Aufwachsenlassen heimischer Baumarten [etwa Buchen statt Fichten]);
- Förderung regenerativer Energien,
- Streichen umweltschädigender Subventionen (Flugverkehr, Kohle, Fleischproduktion, Autoindustrie),
- keine weitere Erschließung neuer fossiler Energiequellen und kein Bau entsprechender Kraftwerke,
- Stopp des Humusverlusts von Böden durch Support von Öko-Landwirtschaft und aufbauenden beziehungsweise regenerativen Landwirtschaftssystemen,
- Umgestalten der Landwirtschaft, vor allem weniger Verschwendung von Nahrungsmittelflächen für Viehfutter in der Fleischproduktion und geringere Transportemissionen,
- Stopp, Verringerung und nur noch gezielter Einsatz von Chemikalien respektive Pestiziden.

Neben dem, was wir essen, gibt es also noch mehr Möglichkeiten, Gutes zu tun (oder Unförderliches zu lassen) und neben der Fußabdruckverringerung unseren »Handabdruck« zu vergrößern. Der Begriff stammt von Frau Prof. Sabine Gabrysch, Professur für Klimawandel und Gesundheit im Institut für Public Health an der Berliner Charité, und meint etwa, dass wir uns aktiv in die Systemwende einbringen (sollten).

Da die Ernährung jedoch ganz ohne Zwischenschritte änderbar ist, gehen wir nun mit Liebe zum Detail etwas tiefer in die erdgesunden Optionen der Lebensmittelauswahl wie alternative Anbauformen, Saisonalität und Regionalität. Der gesunde Boden dient uns als wortwörtliche Grundlage. Die Bodenfruchtbarkeit hängt ab von der Bodenart, dem Gehalt an Humus, dem Bodenwasserhaushalt, der Durchlüftung, der mikrobiellen Aktivität, dem Nährstoffangebot, dem pH-Wert (Säure-Basen-Haushalt) sowie der Versorgung mit Spurenelementen und vom standortbedingten Klimaeinfluss. Welche umweltverträglichen Anbausysteme hinter den Lebensmitteln gibt es, und welche haben die Chance, die Gesundheit des Bodens zu unterstützen?

Mehr als Zukunftsmusik: Bio-veganer beziehungsweise bio-zyklischer Anbau

Da man in der industriellen wie der bisher üblichen ökologischen Landwirtschaft auch nicht ohne Tiere auskommt und viele Menschen dies ablehnen, hat sich eine Form des Landbaus entwickelt, die vegane Prinzipien mit denen des ökologischen Landbaus verbindet. Dies umfasst zum Beispiel Folgendes:

- ein besonderes Augenmerk auf der Fruchtfolge zur Stickstoffversorgung,
- enge Stoffkreisläufe sowie den Verzicht auf synthetische Düngemittel, Pestizide und gentechnisch veränderte Organismen,
- die Stilllegung (Brache) als Basis der Fruchtfolge, etwa hinsichtlich Humushaushalt und Regulierung von Unkraut,
- das Meiden jeglicher Produkte aus der Tierhaltung oder -schlachtung (Mist, Gülle, Knochen, Blut oder Hornmehl, Haarpellets et cetera),
- nichttierische Düngemittel, also alternativ zu Düngern tierischer Herkunft etwa Gründüngung, pflanzenbasierter Kompost und Mulch.

Zudem soll durch die Anlage und Pflege von Blühstreifen und Hecken, naturbelassenen Feldrändern und kleinräumigeren Flurstücken sowie durch die Ansiedelung von Insekten, Amphibien, Vögeln und Beutegreifern die Artenvielfalt gestärkt und die Selbstregulation unterstützt werden. Auch dadurch kann weitestgehend auf Pestizide zur Regulation von übermäßig wachsenden Beikräutern und Schädlingen verzichtet werden.

Tipp: Du könntest recherchieren, ob es in deiner Stadt und deiner Region schon bio-zyklische Anbaubetriebe gibt, und von dort Gemüse und Obst beziehen. Oft finden sich bio-vegane Anbieter auch auf regionalen Wochenmärkten.

Neuer Mainstream: Der Ökolandbau

Viel verbreiteter und besser verfügbar sind Lebensmittel aus ökologischem Anbau. Diese Art von Anbau hat ebenfalls mehrere Vorteile gegenüber der konventionellen Landwirtschaft und bietet verschiedene Vorteile für die Erdgesundheit:

- geringeren Primärenergieverbrauch, da der ökologische Landbau auf einen geringstmöglichen Verbrauch nicht erneuerbarer Energien und Rohstoffe abzielt (Beschränkung der Düngemittel),
- geringeres Potenzial für Übersäuerung und Überversorgung der Böden und bodenschützende Fruchtfolgen (Förderung der Bodenfruchtbarkeit zum Beispiel durch Leguminosen, dadurch Erosionsminderung),
- standortangepasste Arten und Sorten,
- geringere negative Auswirkungen auf die Biodiversität sowie Pflege und Erhalt von Kulturlandschaft sowie
- geringere Schadstoffbelastung des Oberflächen- und Grundwassers.

Tipp: Vermehrt »bio« einzukaufen ist eine einfache Möglichkeit, dem Boden etwas Gutes zu tun. Achte auf das EU-Bio-Logo beziehungsweise die Bio-Anbauverbände wie Demeter, Bioland, Naturland und so weiter. Diese haben noch strengere und daher erdförderlichere Prinzipien als das EU-Siegel. Bio und vegan zusammen sind eine geniale Kombination!

Bienen und andere Insekten als lebenswichtige Vernetzer schützen

Insekten sowie Vögel und viele Arten sind durch die industrielle Landwirtschaft stark dezimiert worden und immer noch bedroht. Laut einer Studie von 2019, in der Forschende Ergebnisse von 73 Orten aus der ganzen Welt ausgewertet haben, ist die moderne Landwirtschaft eine der Hauptursachen für das weltweite Insektensterben. Insbesondere der Verlust an Habitaten (Verstädterung, industriell genutzte Landwirtschaftsfläche) sowie die Umweltbelastung durch den intensiven Einsatz von Pestiziden und Düngemitteln führen dazu, dass Insekten verschwinden. Was kannst du mit deinem Einkaufskorb tun?

Tipp: Lass öfter besonders bienenfreundliche Pflanzen wie Borretsch, Kapuzinerkresse, Lupinen, Oregano, Rosmarin (alle mediterranen Kräuter) oder Sonnenblumen in deine Gerichte einfließen, oder bau welche an. Ein besonderer Bienenschmaus sind auch Äpfel, Borretsch, Buchweizen, Dill, Fenchel, Himbeere, Kirsche, Koriander, Kornblume, Lavendel, Löwenzahn, Mohn, Ringelblume und Salbei.

Bevorzuge Wildblumen statt Hochgezüchtetes. Insekten finden leider keine Vielfalt mehr im Garten, da viele »schöne« Zier-Balkonblumen keinen Nektar bieten. Vergrößere die Wildblumenvielfalt in deiner Stadt, deinem Garten, auf deinem eigenen Balkon entweder direkt durch den Anbau oder indirekt durch Förderung der Nachfrage beim Kauf.

Lass Kräuter blühen, und überlass die Blüten den Insekten. Besonders die Frühblüher sind wichtig, zum Beispiel Hasel, Erle oder Weiden. Nach dem Winter haben es Insekten noch besonders schwer, Nektar zu finden. Solltest du keine eigenen Grünflächen gestalten können: Bepflanze Nischenböden in Städten, verschenke ausschließlich insektenfreundliche Pflanzen für Menschen mit Gärten, oder inspiriere deine Familie und Bekannte für nachhaltige Pflanzpraktiken. So machen wir Insekten glücklich(er).

Was ist mit Honig?

Vegane Ernährung verzichtet auf jegliche Tierhaltung und damit verbundene Lebensmittel – dazu gehören auch Bienen. Dabei kann wesensgerechte Bienenhaltung heutzutage sogar förderlich für die Umwelt sein. Dieses Thema darf und muss man differenzieren. Üblicher Honig, bei dem Bienen schwächendes Zuckerwasser über den Winter verabreicht bekommen, ist definitiv abzulehnen. Wesensgerechte Imkerei, die Bienen pflegt, fördert und ihnen ihren eigenen Honig überlässt, ist derzeit eine Möglichkeit, das Bienensterben zu reduzieren, da es kaum noch Wildbienen gibt und Bienenstämme aufgrund der jahrelangen Pestizidbelastung und der Varroa-Milben massiv geschwächt sind.

Tipp: Falls du nicht strikt vegan lebst, schau mal in deinem Umfeld, ob es Imker gibt, die so arbeiten, und bezieh lieber Honig von dort. Oder vielleicht hast du ja sogar Lust, selbst wesensgerecht zu imkern. Kurse gibt es in vielen großen Städten!

Bohnen für Boden und Bienen

Kennst du schon den Begriff »Leguminosen«? Er beschreibt eine der artenreichsten Pflanzenfamilien (unter anderem Erbsen, Ackerbohnen, Klee oder Lupinen). Leguminosen gehören zu den Hülsenfrüchten mit Schmetterlingsblüten und haben eine besondere Fähigkeit. Im Gegensatz zu anderen Pflanzenarten sind sie in der Lage, aktiv den Luftstickstoff aufzunehmen und in ernährungsphysiologisch wertvolle essenzielle Aminosäuren umzuwandeln. Sie erhalten – als Fruchtfolge (Zwischenfrüchte) eingesetzt – die Leistungsfähigkeit der Böden, verbessern die Stickstoffversorgung und erhöhen die Qualität der Folgefrüchte. Sie tragen zudem zu einer günstigen Klimabilanz der Landwirtschaft bei und verringern den Mineraldünger-, Energie- und Pflanzenschutzmittelbedarf.

Für Honigbienen sind Leguminosen besondere pollen- und nektarspendende Pflanzen. Na dann, ihr Lupinen, Erbsen, Ackerbohnen: ab in den Einkaufskorb!

Regional und saisonal – besser für die Erde?

Der Apfel aus Brandenburg oder aus Neuseeland? Großeinkauf mit Auto, oder nutze ich lieber ein Lastenfahrrad? Wie klimawirksam sind vegane Lebensmittel wie Quinoa, Mango und Avocado?

Kurze Transportwege müssen sich nicht immer in niedrigeren Emissionen niederschlagen. Die verschiedenen Transportmittel unterscheiden sich deutlich in ihren Emissionen (Flugware vs. Schiff vs. Lkw). Pro Kilogramm transportierten Lebensmittels entstehen bei einem Flugtransport bis zu 170-mal mehr klimawirksame Treibhausgase als bei einem Schiffstransport. Gleichzeitig kann die CO_2-Bilanz von regionalem Gemüse aus dem Gewächshaus extrem hoch sein. Werden Äpfel oder Erdbeeren geerntet, bevor sie Saison haben, müssen sie gekühlt oder mit Folie abgedeckt und beheizt werden. Auch die beheizten Treibhäuser oder Folientunnel im Winter benötigen einen hohen Primärenergieeinsatz.

Unter den vegetarischen Lebensmitteln ist Butter mit das CO_2-lastigste. Probier doch mal eine leckere vegane Bio-Butteralternative! Zudem ist ein guter Kompass, grundsätzlich nur saisonal reife Früchte/Gemüse zu kaufen, die mindestens aus dem eigenen Land oder der Region kommen.

Tipp: Auch der Einkaufsweg zählt! Wenn du ein Auto für den Einkauf benötigst, dann reduziere die Autofahrten möglichst auf einmal pro Woche.

Was ist mit exotischeren Lebensmitteln wie Avocados, Kokos und dergleichen? Klar bieten diese und andere sogenannten »Superfoods« eine spannende kulinarische Entdeckungsreise und haben auch ihren gesundheitlichen Reiz. Andererseits kannst du problemlos mit einheimischen Sorten dieselben Nährstoffe und gesundheitlichen Vorteile nutzen und tust damit auch noch der Erde etwas Gutes (dazu später mehr in unserer Austauschliste »Unsere Erdlieblinge«).

Lange und CO_2-intensive Transportwege von asaisonalen frischen Früchten (Erdbeeren, Bohnen, Trauben) via Flugweg können die Klimabilanz auch von pflanzlichen Lebensmitteln verschlechtern, selbst wenn sie bio sind. Die jahreszeitliche Verteilung der Flugimporte ist vom jeweiligen Lebensmittel abhängig. Frischer Fisch, tropische Gemüse- und Obstarten sowie frisches Fleisch können ganzjährig eingeflogen werden. Bei einzelnen Lebensmitteln und bestimmten Herkunftsregionen spielen Flugtransporte eine vorrangige Rolle (darunter Ananas, Mango, Papaya, asaisonal Spargel, Erdbeeren und Bohnen). Eine etwas bessere Wahl sind dagegen exotische Obstsorten, die unreif geerntet werden und nachreifen können (zum Beispiel Bananen) oder haltbarer sind (abgepackte Lebensmittel). Diese kommen ganzjährig und eher mit dem Schiff, was weniger klimaschädlich ist.

Tipp: Flugimporte von asaisonalem Obst und Gemüse (und anderen Produkten) zu meiden ist ein erster wichtiger Schritt für die Erdgesundheit!

Gemessen an den gesamten Lebensmittelimporten nach Deutschland, entfällt allerdings nur ein relativ kleiner Anteil auf direkte Flugimporte aus Drittländern – die meisten importierten Produkte kommen aus dem Intrahandel (EU) und werden mit Lkws in den Supermarkt in deiner Nähe gebracht. Das ist sicher immer noch nicht optimal, aber eine große Verbesserung im Vergleich mit Flugimporten.

Als drittgrößter Verursacher von CO_2-Emissionen (der Verkehrssektor mit etwa 19 Prozent) können wir also auch mit der Wahl, wie ein Lebensmittel zu uns kam, also durch die Nachfrage, künftige Angebote und Lieferwege beeinflussen. Schon die Beschränkung auf Importe von Bananen, Kaffee und Tee (reine Schifftransporte) ließen sich CO_2-Emissionen stark reduzieren. Bei der Wahl von heimischen Lebensmitteln (aus der Region) kann man für 1 Kilogramm Schiffsware 10 Kilogramm innerhalb Deutschlands transportieren – bei Flugware sogar 90 Kilogramm. Mach regional zu deiner ersten Wahl!

Beim Thema »Wasserverbrauch von Avocados« lohnt sich ein Vergleich pro Kilogramm: Avocados haben einen Wasserverbrauch von circa 1000 bis 2000 Litern (je nach Quelle), Brot 1600 Liter, Eier 3300 Liter, Rindfleisch 15 000 Liter. Wie viele andere pflanzliche Lebensmittel schneidet die Avocado im Vergleich zu tierischen Lebensmitteln also viel besser ab. Nun haben Avocados in den letzten Jahren an großer Beliebtheit gewonnen und wurden gemessen an den Vorjahren viel stärker importiert. Allein im Jahr 2018 waren es 94 000 Tonnen, was zum Jahr 2015 fast eine Verdopplung darstellt. Auch Kaffee, Kokos, Kakao und Reis sind in Anbau und Produktion recht wasserintensiv. All dieses Wasser fehlt dann oft den Einheimischen in den Anbauländern, wo Wasser ohnehin vielfach Mangelware ist. Es ist in jedem Fall ratsam, hier auf gute und faire Lieferketten und Bio-Anbaubedingungen zu achten sowie diese aromatischen und kostbaren Lebensmittel eher selten als Genussmittel zu verwenden.

Tipp: Ökologisch ist es sinnvoll, nicht kiloweise Avocados, Kaffee, Kakao, Kokos und desgleichen mehr zu verzehren – wenn auch gesundheitliche (und geschmackliche) Vorteile nachvollziehbar sind. Genieß stattdessen Leinsamen, Hummus und Aufstriche mit Sonnenblumenkernen oder Ähnlichem aus näheren Regionen. Und wenn doch mal ein Exot auf den Tisch kommt, sollte er am besten ökologisch angebaut sein und, wenn möglich, aus Europa stammen. Je weiter ein Lebensmittel reisen musste, desto wichtiger ist es, den Transportweg zu kennen und auf faire Bedingungen und Öko-Qualität zu achten!

Wir haben dir eine ganz praktische Austauschliste zusammengestellt (siehe »Unsere Erdlieblinge«), anhand deren du entscheiden kannst, welche regional verfügbaren Gemüse und Obstsorten du bevorzugen möchtest. Verzichte – als Faustregel – möglichst auf Lebensmittel, die du unter aktuellen hiesigen Wetterbedingungen nicht in deinem eigenen Garten anbauen könntest.

Tipp: Bevorzuge beim Einkauf vor allem in der kalten Jahreszeit winterfeste Lebensmittel (zum Beispiel Feldsalat und Grünkohl) oder lagerfähige Obst- und Gemüsesorten (zum Beispiel Kohl, Möhren, Rote Bete). Eine gute Orientierung bieten Saisonkalender zur Auswahl des aktuell reifen und gut verfügbaren Obst- und Gemüseangebots. Vermeide möglichst exotisches, frisch geerntetes, eingeflogenes reifes Obst wie Mango, Avocado, Papaya oder Guave sowie nichtsaisonale und nicht regional beschaffte Spargel und Erdbeeren. Achte auf die Angabe der Herkunftsländer.

Eine vegane und dabei ökologische (oder sogar bio-vegane), regionale und saisonale Ernährung trägt also dazu bei, Wasser zu sparen, Böden weniger zu belasten und die Biodiversität zu vergrößern.

Tipp: Außerhalb der Frühlings- bis Herbstmonate wird es im Winter hierzulande schnell karg im Saisonkalender. Eine altbewährte Möglichkeit, auch im Winter Früchte und Gemüse zu genießen, ist das Haltbarmachen durch Einkochen, Einwecken und Einlegen. Probiere Pestos, Chutneys, Marmeladen, Mus, saures Gemüse et cetera einfach mal selbst aus!

Dos und Don'ts bei der Nahrungswahl

Die Tabelle gibt abgestuft einen Überblick darüber, wie sich die Wahl unserer Lebensmittel positiv auf Mensch und Umwelt auswirken könnte und was wir diesbezüglich möglichst meiden sollten. Jeder Schritt »nach links« ist ein guter Schritt – auch nur bei einer einzelnen Mahlzeit!

Stufe 1: optimal	Stufe 2: gut verträglich	Stufe 3: noch verbesserbar	Stufe 4: erster Schritt	Stufe 5: möglichst zu meiden
vegan	pflanzenbasiert (90 bis 99 %)	vegetarisch, aber wenig Butter (sowie fettige Nahrungsmittel)	flexitarisch, »reducetarian« (bewusst 3 oder mehr Tage kein Fleisch)	omnivore (Misch-)Kost
Region (etwa Bundesland)	Region Deutschland	EU-Länder	ggf. geringe Mengen unreif geerntete Schiffsware (z. B. Bananen)	Außerhalb EU und exotische Früchte (frische Mangos, reife Avocados)
saisonal reif und frisch (Freilandanbau) oder eigener Garten	saisonal mit Folientunnel, Gewächshaus (unbeheizt)	Lagerung oder Treibhaus (gekühlt, beheizt)		asaisonale Flugware (z. B. Erdbeeren im Winter)
bio-zyklisch/ bio-vegan oder regenerative Landwirtschaft, solidarische Landwirtschaft (öko)	Anbauver- bands-Bio (Demeter, Naturland) oder SoLawi (soziale Landwirtschaft)	EU-Bio	Bio-Kriterien einhaltend, aber ohne Zertifizierung	Konventionell

Wie gesund und nachhaltig
sind Ernährungsempfehlungen weltweit?

Eine Studie zur Untersuchung der nationalen Ernährungsrichtlinien in 85 Ländern (Springmann et al. 2020) hat gezeigt, dass diese um viele Aspekte gesünder und nachhaltiger sein könnten beziehungsweise müssten. Die meisten nationalen Richtlinien (83,98 Prozent) entsprachen mindestens einem der globalen Gesundheits- und Umweltziele nicht. Etwa ein Drittel war mit der Agenda für nicht übertragbare Krankheiten (Diabetes, Herz-Kreislauf-Erkrankungen et cetera) unvereinbar, und die meisten (67 bis 87 Prozent) wichen stark von den Umweltzielen des Pariser Klimaabkommens und anderen Vereinbarungen ab.

Hieraus ergab sich die dringende Empfehlung der Forschenden, klarere Ratschläge zur Begrenzung des Konsums von Nahrungsmitteln tierischer Herkunft, insbesondere von Rindfleisch und Milchprodukten, zu erteilen. Dies wurde als größtes Potenzial für die Erhöhung der ökologischen Nachhaltigkeit von Ernährungsrichtlinien angesehen. Gleichzeitig wurde die Erhöhung des Verzehrs von Vollkorngetreide, Obst und Gemüse, Nüssen und Samen sowie Hülsenfrüchten, die Verringerung des Verzehrs von rotem und verarbeitetem Fleisch und Ähnlichem mit den meisten gesundheitlichen Vorteilen in Verbindung gebracht.

Wie sollten wir eine klimafreundliche Ernährung dann zusammenstellen? Dazu haben Wissenschaftler und Wissenschaftlerinnen geforscht und einen grammgenauen Plan für die tägliche erdgesunde Ernährung herausgebracht.

Ein wissenschaftlicher Ernährungsplan
für den Planeten

Die Planetary Health Diet bietet einen exakten Speiseplan für eine lebenswerte Zukunft und berücksichtigt die planetaren Limits. Sie ist dabei überwiegend pflanzenbasiert, mit geringen Mengen an Fleisch, Fisch und tierischen Lebensmitteln.

Etwa 230 Gramm Vollkorngetreide, 14 Gramm Rind-, Lamm- oder

Schweinefleisch, 29 Gramm Geflügel und 28 Gramm Fisch – das sind vier der vielen täglichen Durchschnittswerte, die pro Person aufgenommen werden können. Mit diesem Ernährungsplan haben die Experten der EAT-Lancet-Kommission konkrete Empfehlungen veröffentlicht, um eine wachsende Weltbevölkerung satt zu bekommen und den Planeten als unsere Lebensgrundlage zu schützen.

Die weltweite Ernährung gilt dabei als einer der größten Hebel, um die Nachhaltigkeitsziele der Vereinten Nationen sowie die Ziele des Pariser Abkommens zu erreichen. Der Ernährungsplan umfasst alle Lebensmittelgruppen von Kohlenhydraten (Getreide, Kartoffeln, Gemüse, Obst), Fetten (gesättigt und ungesättigt) und Proteinquellen (unter anderem Nüsse, Eier, Fleisch, Fisch, Hülsenfrüchte, Milchprodukte). Die täglich empfohlenen Mengen sind in Spannbreiten (Gramm und Energie) pro Gruppe bei der Aufnahme von insgesamt 2500 Kilokalorien am Tag angegeben.

Dabei wirken die Zahlen auf den ersten Blick etwas unhandlich. 13 Gramm Ei entsprechen etwa einem Viertel eines Eis ...! Praktisch heißt dies natürlich, dass man nur alle vier bis fünf Tage ein Ei essen sollte. Dies gilt auch für die Werte für Fleisch oder Fisch. Hier kommt man auf etwa zwei Fleischmahlzeiten à 150 Gramm pro Woche. Dabei sind die Spannbreiten hier sehr großzügig angegeben (zum Beispiel 0 bis 500 Gramm pro Tag bei Milchprodukten [Durchschnitt 250 Gramm]).

Der Speiseplan ist sehr konkret, erfüllt ernährungsphysiologische Anforderungen und beachtet zugleich die natürlichen Grenzen der nötigen Ressourcen.

Was der Bericht empfiehlt, ähnelt den Forderungen verschiedener Organisationen wie der WHO oder der Deutschen Gesellschaft für Ernährung (DGE). Die jeweiligen Portionen sind aufgrund von Kohortenstudien vorgeschlagen worden. Kohortenstudien sind prospektive oder retrospektive Längsschnittstudien (Verlaufsstudien, die zu mehreren Zeitpunkten durchgeführt werden) mit dem Ziel, bei beobachteten Personen einen Zusammenhang zwischen mehreren Expositionen (das sind Faktoren, denen ein Mensch ausgesetzt ist) und dem Auftreten einer Krankheit zu entdecken. Man sieht zum Beispiel einen deutlichen Anstieg an Herz-Kreislauf-Erkrankungen mit einem Verzehr von mehr als 100 Gramm pro Woche an rotem Fleisch. In Metaanalysen (das sind Zusammenfassungen mehrerer Studien) sieht man sogar einen deutlichen Anstieg bei niedrigerem Verzehr, sodass die 100 Gramm als eine Obergrenze zu verstehen sind. Ähnlich wurden die Mengenempfehlungen für die anderen Nahrungsmittel hergeleitet.

Auch vegane oder vegetarische Ernährung ist mit den Vorgaben umsetzbar. Weltweit betrachtet, müsste der Verzehr von Gemüse, Obst, Hülsenfrüchten verdoppelt und der Verzehr von Fleisch und Zucker halbiert werden. »Durchschnittsessende« in Deutschland sollten demzufolge nur noch ein Viertel der üblichen Fleischmenge essen. Dabei fordern die Autorinnen und Autoren ebenfalls eine Umstellung auf nachhaltige Lebensmittelproduktion.

Ihre Forderungen richten sich nicht nur an Verbrauchende und Landwirtinnen und Landwirte, sondern auch an die Ernährungs- und Agrarpolitik, die mit Werbung, Verfügbarkeit und Ernährungsbildung dazu beitragen soll, dass eine solche »planetar gesunde« Ernährung umsetzbar und erschwinglich ist. Ebenfalls braucht es Anreize für Landwirte, nährstoffreiche Feldfrüchte zu erzeugen, statt allein ertragsorientierte Landwirtschaft zu betreiben. Intakte Ökosysteme sollen unter Schutz gestellt, Waldrodungen verboten und umweltschädigende Fischereisubventionen abgeschafft werden.

Erdgesunde Ernährung zum Mitnehmen: Zehn Take-aways

Das Gute liegt so nah: Regionale, saisonale und unverarbeitete pflanzenbasierte Bio-Lebensmittel sind der erste Schritt in Richtung einer Ernährung, die Teil der Regeneration der Erde sein kann. Wir haben gesehen, dass wir mit einer bewussten Lebensmittelauswahl maßgeblich zur CO_2-Reduktion beitragen und Systeme unterstützen können, die unsere Zukunft lebenswert macht.

Wir haben für dich alle Empfehlungen noch einmal zusammengestellt und wollen dich einladen, sich darin auszuprobieren und das für dich richtige Maß zu finden. Hier kommen unsere kulinarischen Klimaschutzmaßnahmen:

1. Nimm eine wertschätzende Haltung ein, und setz Prioritäten: Eine »heilsame« Ernährung für alle beginnt bei einer achtsamen und wertschätzenden Haltung, die die »Not« der Erde priorisiert. Wenn wir im Kontakt mit diesem komplexen, lebendigen und schützenswerten Superorganismus »Erde« sind, gibt uns dies die Möglichkeit, diesen mehr zu achten, (gesund) zu pflegen und das, was wir essen, bewusst zu wählen.

2. Kauf wohlwollend und wissend ein. Nimm nur wirklich so viel, wie du (ver)brauchst. Vermeide es, Lebensmittel wegwerfen zu müssen. Plane deshalb deine Einkaufsliste gut und brauch Essensreste auf. Vermeide Müll, indem du schon umweltschonend verpackt oder unverpackt einkaufst. Lerne, Lebensmittel haltbar zu machen, wenn du einmal große Mengen verwerten musst.

3. Iss so pflanzenbasiert wie möglich. Iss frisch, vegan und vielseitig. Probier umweltfreundliche pflanzenbasierte Alternativen zu Milch-, Fleisch- und Wurstwaren.

4. Wähle bewusst nachhaltige Quellen aus ökologischem Anbau oder aus bio-veganer Landwirtschaft, die eine Bodenregeneration unterstützt. Bevorzuge landwirtschaftliche Erzeugnisse, die unter sozial verträglichen Bedingungen produziert wurden. Lern die Lieferketten kennen, und mach diese so kurz wie möglich (wie zum Beispiel bei solidarischer Landwirtschaft).

5. Entscheide dich für Lebensmittel, die die Biodiversität erhöhen, besonders bienen- oder insektenfreundliche Lebensmittel. Wesensgerechter Honig, Lupinen, Wildkräuter, mediterrane Kräuter, einheimische Pflanzen … Wähle Lebensmittel so, dass ein artenreiches Landwirtschaftssystem möglich ist.

6. Iss einheimisch und saisonal statt exotisch. Dadurch werden lange Transportwege sowie energieintensive Gewächshausproduktion und Kühllagerungen vermieden. Meide insbesondere Flugobst, und greif in die Schatzkiste einheimischer Sorten!

7. Verringere deinen ökologischen Fußabdruck, und vergrößere deinen »Handabdruck«. Das bedeutet, bewusst politischen und gesellschaft-

lichen Einfluss zu nehmen, auf jeden Fall wählen zu gehen und sich für zukunftsweisende, tragfähige Projekte und Unternehmen zu engagieren, für sie zu spenden und zu arbeiten.

8. Gestalte die Transportwege umweltfreundlich: Erledige deinen Einkauf zu Fuß oder mit dem Fahrrad. Dies bringt zudem körperliche Aktivität, die wiederum deiner eigenen Gesundheit zugutekommt.

9. Nutze regionale Hausmittel und Superfoods im Alltag. Lerne, wie du Pflanzen für deine Gesundheit und als Hausmittel einsetzen kannst, die gut für dich und die Erde sind, und probiere Rezepte mit Wildkräutern aus.

10. Pflege ein eigenes Stück Erde. Wenn du kannst, übernimm Verantwortung für ein Stück Erde – ein bisschen Balkonbepflanzung, Gemeinschaftsgärten, Stadtbegrünung, Straßennischen, ein eigener kleiner Garten –, und setz dort bewusst Wildpflanzen, Insektenlieblinge, mehrjährige und bodenbereichernde Pflanzen an.

So, jetzt haben wir unseren theoretischen Hintergrund noch einmal aufgefrischt, und es kann an die praktische Umsetzung gehen. Wir zeigen dir im Folgenden mit Listen, praktischen Tipps und Rezepten, wie du mit vergleichsweise wenig Aufwand, aber viel Freude dir selbst und der Erde täglich etwas Gutes tun kannst und damit zum Wohlergehen aller auch in der Zukunft beiträgst.

Auf den Punkt gebracht: Konkrete Tipps auf einen Blick

Vegane planetengesunde Lebensmittel

Welche Lebensmittel sind planetengesund und vegan? Hier kommen unsere topveganen Lebensmittel und ihre umweltfreundlichen Alternativen. Die Liste ist nicht vollständig und auch nicht ausschließend gemeint, sondern will dir Lust machen, die hiesigen Erdlieblinge öfter in den Speiseplan zu integrieren sowie neue Gemüse und Obstsorten (beziehungsweise »alte«) zu probieren. Sie bietet einen praktischen Kompass für erdfreundliche und gesunde Lebensmittel für alle.

Unsere Erdlieblinge (Austauschliste)

Lieber ...	als ...
pflanzliche Sahne, Margarine, Öle und Drinks, z. B. aus Hafer, europäischem Soja, Dinkel	Butter, Kuhsahne und andere tierische Milchprodukte (vor allem fette), sämtliche Kokosprodukte
heimische Kräuter, frische Gartenkräuter und Wildpflanzen als Tees sowie zum Würzen und Garnieren	exotische Gewürze
Leinsamen, Hanfsamen	Chia-Samen
alkoholfreies regionales Bier und Saftschorlen, Kräuterlimos und Kräutertee	Softdrinks (von internationalen Konzernen), Kokoswasser, Mango-Lassi
regionale Lebensmittel der Saison (bevorzugt Umkreis bis im eigenen Land), in erntearmen Monaten: Kohlsorten, Wintergemüse und Lagerobst (auch eingekocht oder eingeweckt)	Flugobst, Treibhausgemüse, exotisches Obst und Gemüse, insbesondere außerhalb von Europa mit langem Transportweg (lieber nicht außerhalb der Saison/Region: Tomaten, Paprika, Zitrusfrüchte, Erdbeeren, Spargel u. a.)

Lieber ...	als ...
heimische Brombeeren, Blaubeeren, Johannisbeeren, Brombeeren, Schlehen, Aronia	Granatapfel, Mango, Papaya, Avocado und andere exotische Früchte, Acai, Gojibeeren oder Maca
Honig aus wesensgerechter Haltung oder alternative Süßmittel (Löwenzahnhonig, Zuckerrüben)	konventioneller Honig, Agavendicksaft, Kokosblütenzucker
Apfelkraut, Birnenkraut, Pflaumenmus, Apfel/Birnenmus	Orangenmarmelade oder Mangomus
»alte« einheimische Getreide und Pseudogetreide: Dinkel, Weizen, Roggen, Gerste, Buchweizen, Emmer etc.	Quinoa, Amarant, Reis
samenfeste, vielfältige Gemüsesorten sowie alte Sorten, mehrjährige sowie insektenfreundliche Pflanzen	einjährige Pflanzen, Schnittblumen, Zierpflanzen
europäische Hülsenfrüchte wie z. B. Linsen, Erbsen, Soja, Lupine	exotische Hülsenfrüchte wie z. B. Pintobohnen oder Mungbohnen (lieber nur in geringen Mengen oder bei Unverträglichkeit von Hülsenfrüchten)
Rezepte/Tipps zum Fermentieren, Einmachen und guten Lagern	entsorgen (Stichwort: Abfallprävention)
Hummus, Linsenaufstrich, Bruschetta (im Sommer)	Avocado, Guacamole

Tipp: Integriere in jede Mahlzeit mindestens zwei bis drei Gemüsearten, und kombiniere öfter Blattgemüse mit anderen Gemüsearten sowie einem Rohkostanteil bei der Hauptmahlzeit mittags. Beispiel: Vollkornpasta mit Spinat, Erbsen und Brokkoli (mit Zwiebeln angebraten), dazu gegebenenfalls noch Kichererbsen oder eine Hafer- oder Nusssahne.

Unser Ernährungsteller

Eine gute Ernährung für uns und unseren Heimatplaneten muss nicht kompliziert sein. Mit dem Ernährungsteller wollen wir dir einen einfachen Leitfaden für den Alltag geben und dich für den Blick auf Saisonkalender (siehe Anhang), Herkunft und Bio-Anbau begeistern.

Wie wir weiter oben im Abschnitt »Ich packe meinen veganen Teller und nehme mit …« schon ausführlicher beschrieben haben, besteht der Teller im besten Fall zur Hälfte aus Gemüse und Früchten, zu einem Viertel aus vollwertiger Getreidevielfalt, einem weiteren Viertel aus Hülsenfrüchten (sowie pflanzlichen »Milch«produkten) als Proteinquelle – zudem gibt es Nüsse, Samen/Saaten, heimische Kräuter/Gewürze und pflanzliche Öle.

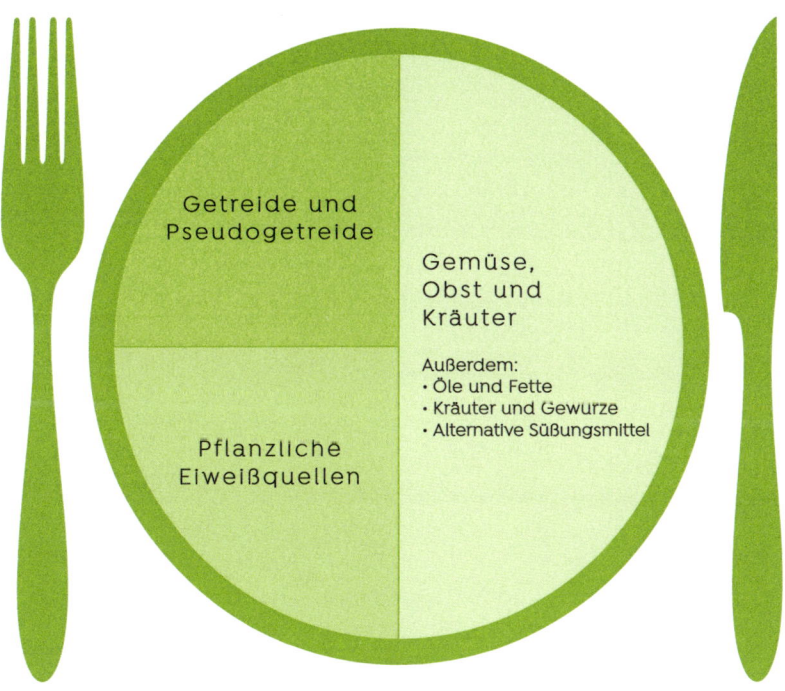

Wir empfehlen dir, Kopien von diesem Teller und unserer folgenden Lebensmittelliste anzufertigen, in der wir die bisherigen Empfehlungen zum Teller noch einmal zusammenfassen, und beide gut sichtbar in deiner Küche zu platzieren. So wirst du leichter an all das erinnert und probierst eher mal ein einheimisches Lebensmittel aus. Auch bei der Erstellung des nächsten Einkaufszettels wird dich das sicher inspirieren.

Eine gute Auswahl für den Teller

Anteil des Tellers	(Erd)gesunde Lebensmittel (z. B.)	Empfohlene tägliche Menge
Die Hälfte: Obst und Gemüse	Artischocke, grüne Gemüse wie Spinat oder Brokkoli, Grünkohl, Karotten, Knoblauch, Kohl, Kresse, Kürbis, Meerrettich, Petersilienwurzel, Pilze, Rosenkohl, Rote Bete, Rotkohl, Schnittlauch, Weißkohl, Zwiebeln	3 Handvoll Gemüse gegart und roh (etwa 400–700 g), insbesondere grüne Blattgemüse und Kreuzblütler
	Brombeeren, Hagebutten, Heidelbeeren, Himbeeren, Holunderbeeren, Preiselbeeren, Sanddorn Äpfel, Birnen, Kirschen	2 Handvoll Obst, vor allem 1 Portion Beeren
Ein Viertel: einheimische Getreide und Kohlenhydrate	Vollkorngetreide (Vollkornbrot, -flocken, -nudeln, -reis): Buchweizen, Dinkel, Gerste, Hafer, Hirse, Roggen, Weizen Kartoffeln	2–3 Portionen, etwa 300–400 g
Ein Viertel: Hülsenfrüchte	Bohnen, Linsen, Lupinen, Soja Pflanzliche Milchalternativen (Hafer-, Mandel- oder Sojamilch, mit Kalzium angereichert)	ca. 100–150 g gekochte Hülsenfrüchte wie Bohnen, Erbsen, Linsen oder ca. 80–100 g Tofu/ Tempeh 250 ml Pflanzendrink sowie 150 g Joghurtalternative

Anteil des Tellers	(Erd)gesunde Lebensmittel (z. B.)	Empfohlene tägliche Menge
Zusätzlich Öle und Fette	Pflanzliche Fette und kaltgepresste Öle: Algen-, Hanf-, Lein-, Oliven-, Raps-, Walnussöl	3–4 EL
Ölsaaten und Kerne	Leinsamen/-öl, Nüsse, Samen: Leinsamen, Walnüsse, Haselnüsse, Olivenöl, Kürbiskerne	1 Handvoll Nussmischung oder 2 EL Nussmus 1–2 TL geschroteter Leinsamen 1 EL Ölsaaten (z. B. Kürbiskerne)
Kräuter und Gewürze	Mediterrane und europäische Kräuter und Gewürze: Anis, Fenchel, Kümmel, Petersilie, Rosmarin, Salbei, Schnittlauch, Thymian, Wacholderbeeren Algen und Hefeflocken als Garnitur	1–2 TL Gewürz (salzfrei)
Heimische Wildkräuter	Baldrian, Birkenblätter, Borretsch, Brennnessel, Dill, Engelwurz, Gänseblümchen, Hirtentäschel, Holunderblüten, Hopfen, Kamille, Kapuzinerkresse, Klette, Koriander, Kornblumen, Lavendel, Lindenblüten, Lorbeer, Löwenzahn, Melisse, Mohn, Oregano, Pfefferminze, Ringelblume, Rosmarin, Salbei, Schafgarbe, Sonnenblume, Thymian, Zistrose	Nach Belieben, als Tee, Garnitur oder Gewürz
Alternative regionale Süßungsmittel	Melasse, Zuckerrübensirup, in Maßen Vollrohrzucker, Honig (wenn gewünscht, wesensgerecht), Trockenfrüchte, eingeweicht	In Maßen (optional) keine raffinierten Zucker oder Süßstoffe

Gesünder zu essen und zu leben mit Blick auf uns selbst und auf die Erde ist oft leichter gesagt als getan. Es folgen deshalb nun ein paar Vorschläge, die du sofort ausprobieren kannst. Womit willst du heute, diese Woche und diesen Monat sofort anfangen? Vielleicht mit einem oder ein paar unserer schnellen Tipps für eine anstrengungsfreie, gesunde und leckere »Welt-freundliche« Umsetzung in deinem Alltag? Nichts wie los:

Tipp	Beschreibung
Essen – und dem Körper Pausen gönnen	Auch beim Essen gilt es, »Ordnung« zu halten. Entweder es wird gegessen, oder es wird eine Essenspause eingelegt. Dein Körper freut sich, wenn nicht dauernd gesnackt und geknabbert wird und er sich zwischendurch von der Verdauungsarbeit erholen kann.
Genießen und achtsam essen	Wenn du isst, dann genieß es. Versuch, dich auf das Essen zu konzentrieren, mach es dir schön, lass dein Smartphone liegen. Kau gründlich, dann kommt das Essen schon gut vorbereitet im Darm an, was ihm die Verdauung erleichtert.
Frühstücksbrei	Der ersten Einstieg ist für viele ein Frühstücksbrei mit Getreideflocken und gedünstetem Obst, am besten aus dem Garten oder von einem Baum oder Strauch in der Nähe. Das schmeckt, spart das Marmeladen- oder Käsebrot und ist in der Regel preisgünstiger als die kalte Brotmahlzeit.
Salat am Mittag	Wenn du gern Rohkost und Salat isst, aber deine Verdauung empfindlich ist: Leg rohes Gemüse auf die Mittagsmahlzeit, dann hat dein Körper genug Zeit zu verdauen und kann nachts ruhig schlafen.
Süppchen am Abend	Auch für abends gilt: besser kochen als Brote essen. Einfache Suppen sind schnell zubereitet, wärmen den Bauch und sind zudem noch leichter verdaulich als ein Käsebrot.

Tipp	Beschreibung
Toppings/Garnituren für jedes Essen	Bereite eine größere Menge verschiedener gesunder Toppings fürs Essen vor, und bewahre diese griffbereit in einer Dose in der Küche auf. Super eignen sich Hefeflocken, Nussparmesan (Mandeln und Salz), Nori-Algenschnipsel, Leinsamen (ganz oder Schrot), geröstete Saaten oder getrocknete Kräuter.
Trinken umstellen: Kräutertees für jeden Tag	Trink mehr Kräutertees und koch Gewürztees. Nimm dir eine Isokanne zur Arbeit mit, oder hab deine Lieblingstees immer griffbereit. So ist es leichter, Gewürze und Kräuter zu integrieren.
Erdfreundlicher Einkauf: nur Bio und aus der Region	Wie wär's mal mit dem Plan, einen Einkauf komplett bio und regional (aus Deutschland) zu machen? Das kannst du noch diese Woche ausprobieren.
Unser Ernährungsteller	Er hilft dir, die verschiedenen Lebensmittel ins richtige Verhältnis zu setzen. Wie gesagt: Mach dir eine Kopie davon, um sie gut sichtbar in deiner Küche zu platzieren.
Die Liebsten einladen und veganes Saisongericht kochen	Manchmal fällt es einem leichter, etwas Neues zu probieren und dafür Zeit aufzuwenden, wenn es nicht nur für einen selbst ist, sondern auch für Freunde oder Verwandte. Und mehr Spaß macht das Ganze noch dazu!
Insektenfreundliche Kräuter pflanzen	Wenn du einen Balkon oder Garten hast, wähle bewusster bienenfreundliche Pflanzen, die du gegebenenfalls gleichzeitig als frische Kräuter verwenden kannst (z. B. mediterrane Kräuter).
Hülsenfrüchte für mehrere Tage vorkochen	Der Aufwand, Hülsenfrüchte lange einzuweichen und zu kochen, führt öfter dazu, dass man sie nicht so oft integriert. Minimiere den Aufwand, und koch Hülsenfrüchte für mehrere Tage vor, die du im Kühlschrank aufbewahren kannst.
Lern ein neues Gemüse kennen	Du hast noch nie Artischocken, Pastinaken oder Schwarzwurzeln verarbeitet? Dann probier mal was Neues aus. Anregungen für Heilmittel gibt es in unserem Praxisteil, für vegane Rezepte in großer Menge im Internet.
Nussmus integrieren	Nussmus als Sahne (z. B. Mandelmus verdünnt mit Wasser) oder Brotaufstrich ist eine einfache Möglichkeit, wertvolle Nährstoffe zu integrieren.

Tipps für besondere Anlässe und Alltagsprobleme

Das nächste Familienfest kommt bestimmt. Wir haben ein paar »sichere« Gerichte und Tipps für kritische Verwandte. Das Kind isst kein Gemüse? Auch hier gibt es Tricks für einen gesünderen und umweltfreundlicheren Essalltag, in dem es allen schmeckt.

Tipps	Zeitaufwand, Notizen
Chili sin Carne für alle	Ein veganes Chili sin Carne mit Soja-Fleisch, Bohnen, Mais, Tomaten und eben Chili ist ein tolles »Finden-alle-lecker«-Gericht, ohne dass jemandem etwas fehlt.
Knoblauch-Kräuter-Margarine mit Wildkräutern oder andere vegane Aufstriche selbst machen	Kräuterbutter gehört zu jedem Grillabend dazu. Es ist einfach, hier frische Kräuter zu integrieren und anstatt Butter vegane Margarine (Alsan, Veganblock) zu verwenden. Auch andere pflanzliche Brotaufstriche wie Hummus, Linsenaufstriche mögen oft alle und sind eine tolle Ergänzung zur üblichen Käseplatte.
Wildkräuter-Limo	Als nichtalkoholisches Getränk ist eine Wildkräuter-Limo schnell selbst gemacht. Dazu einfach Kräuter wie Minze oder Thymian mit etwas Zucker oder Holundersirup und Wasser mischen. Gegebenenfalls ein Spritzer Zitrone oder Limette (bio) dazu.
Ofengemüse und Soja-Sauerrahm-Dip	Super für Familien und Kinder: Ofengemüse mögen meist alle gern. Dazu passt ein Dip aus Sojajoghurt oder Soja-Crème-fraîche oder auch Sojaquark. Bei Gemüse gibt es allerlei, was sich eignet: Kartoffeln, Rote Bete, Sellerie, Karotten, Paprika, Zwiebeln etc.
Püriertes verstecktes Gemüse und Hülsenfrüchte in Tomatensoße	Wenn Kinder nicht so gern Linsen und Gemüse essen, kann man bestimmte Gemüse und Hülsenfrüchte auch in der Soße »verstecken«. Einfach mit dem Pürierstab klein machen (Linsen, Paprika, Karotten) und in die Tomatensoße einkochen.
Eingemachte Gemüse/Mus und Marmelade oder Heilpflanzenpesto als Präsente	Immer wieder Geburtstage und Feiertage. Anstatt etwas zu kaufen, kannst du auch selbst gemachte Geschenke machen. Solche Anlässe sind eine tolle Motivation, sich hier einmal auszuprobieren und neue Haltbarmachungen zu testen.

Omi meets vegan –
alte Gerichte mit Obst und Gemüse

Wer hätte das gedacht? In alten Kochbüchern finden sich zahlreiche pflanzenbasierte Rezepte. Versteh sie als Anregung für deine Küche:

- *Herzhafte Suppen:* Bärlauchsuppe, Biersuppe, Blumenkohlsuppe, Grüne-Bohnen-Suppe, Grüne-Erbsen-Suppe, Sauerampfer-Suppe.
- *Süße Suppen:* Grießsuppe, Hafersuppe, Holundersuppe mit Grießklößchen, Pflaumensuppe, Reissuppe, süße Biersuppe, Weinsuppe.
- *Gemüse:* Blumenkohl überbacken, Brühkartoffeln, Dillsoße, gedünstete Kräuterkartoffeln, gefüllte Gemüsezwiebeln, Gemüsereis, Grüne Soße, Gurken in Dillbutter, Himmel und Erde, Kartoffelsalat mit Brühe, frischen Kräutern und Rapunzeln, Kohlrabiauflauf, Kräutersoße, Krautwickel mit Pilzen gefüllt, Kümmelkartoffeln, Lauchkartoffeln, Linsen in Rotwein, Linsen- oder Bohnenpüree, Mairüben in Kräuterrahm, Petersilienkartoffeln, Püree von Erbsen mit Sauerkohl, Püree von gelben Erbsen, Rettich mit Öl und Zitrone, Rosenkohlauflauf, Rotkohl mit Kartoffeln, Spargel mit Mohrrüben, weiße Bohnen mit Äpfeln, Wildkräutersalat mit Löwenzahn, Sauerampfer und Brunnenkresse, Zwiebeln mit Tomaten und Zwiebelpüree.
- *Gerichte mit Obst:* Apfelmus, Birnen und Klöße, geriebene Äpfel mit Rosinen und Schwarzbrot mit Margarine, geschmorte Äpfel, geschmorte Birnen, Kirschen, Pflaumen, Kompott von Aprikosen, von Blaubeeren, von Pfirsichen, von Stachelbeeren, Reis mit Äpfeln.
- *Salate und kalte Speisen:* Apfelringe, Bohnensalat, Brot mit Banane, Brot mit Radieschen, Champignonsalat, Dörrobst, eingelegte Hagebutten, Endiviensalat, Estragonessig, Gemüsesalat aus Kartoffeln, Möhren, Kohlrabi, Erbsen, Äpfeln, Gurke und Kapern, Gurkensalat, Knoblauch mit Schwarzbrot, Kopfsalat, Krautsalat, Perlzwiebeln, Pfeffergurken, Pflaumen in Essig, Pflaumenmus, Rettichsalat, Salat aus rohem Spinat mit Öl und Zwiebeln, Salzgurken, Sauerkraut, Schwarzbrot mit Sauerkraut, Selleriesalat, Senfgurken, Spinatsalat mit Bärlauch, Tomatensalat, Waldorf-Astoria-Salat, Wurzelsalat.
- *Getränke:* Apfelwasser, Birnenwasser, heißes Zitronenwasser, Melissenwasser.

Teil 2:

Einheimische Lebensmittel, Kräuter und Gewürze, die besonders heilsam sind

Welche regionalen Produkte sind geeignet?

Manche unserer einheimischen Lebensmittel fristen mittlerweile ein wirkliches Aschenputtel-Dasein. Sie galten in der Geschichte der Traditionellen Europäischen Medizin einst als bedeutende Heilmittel und sind jetzt – im Vergleich zu den sogenannten Superfoods, die aus aller Welt importiert werden – ins Abseits gedrängt worden. Wer macht noch viel Aufhebens um Petersilie? Kümmel? Kartoffeln? Löwenzahn? Holunderbeeren? Sanddorn? Hagebutten? Sauerkraut?

Du sollst wissen, dass viele dieser Lebensmittel einen Status als Heilmittel hatten und haben, auch in der modernen Pflanzenheilkunde. Dass Leinsamen hoch geschätzt sind und Brennnessel Nieren und Leber entlastet. Dass Rote Bete den Blutdruck etwas senken kann und Kamillentee in keinem Haushalt fehlen sollte. Dass Buchweizen auch als Tee verwendet werden kann und die Vertreter der Kohlfamilie mittlerweile auch in der Wissenschaft mit großem Interesse beforscht – und in der Ernährung empfohlen werden.

Wir haben vierzig Lebensmittel ausgewählt, die wir besonders faszinierend finden – unsere »Super-Regios«, sozusagen als Antwort auf die Superfoods aus fernen Ländern. Diese Nahrungsmittel sind Teil des Schatzes der europäischen Volksmedizin, der Traditionellen Europäischen Medizin und der Klostermedizin. Sie waren und sind die große Apotheke der Natur.

Vierzig »Super-Regios« im Porträt

Viele Gemüse und Obstsorten sind eine »Medizin aus der Küche«, die schmecken, gesund machen und in bestimmten Zubereitungen ganz gezielt arzneilich eingesetzt werden können. Wildkräuter versorgen uns vor allem mit sekundären Pflanzenstoffen, mit Chlorophyll, ätherischen Ölen, Scharfstoffen, Bitterstoffen und so weiter. Schließlich sind es die »richtigen« Heilpflanzen, die früher – und in gewissem Umfang auch heute – neben ihrer Funktion in der Küche auch als Arzneipflanzen eingesetzt wurden und werden, wie etwa Kümmel, Fenchel oder Thymian.

Ach ja, was sich zwar wohl von selbst versteht, worauf aber – weil's so wichtig ist – hier noch einmal hingewiesen sei: Wenn wir unsere Nahrung als Medizin einsetzen möchten, dann sollte sie unbedingt frisch und möglichst in Bio-Qualität sein. Grundsätzlich gilt es, für eine hohe Lebensmittelqualität zu sorgen!

Schauen wir sie uns nun im Einzelnen an.

Äpfel

Äpfel haben wirklich die perfekte Kombination an Inhaltsstoffen, um als Mahlzeit für unterwegs zu dienen oder in der Küche verwertet zu werden. Mit dem Fruchtzucker liefern sie Energie. Sie machen satt, ohne allzu viel Kalorien zu haben, sind fettarm und führen Flüssigkeit zu. Ätherische Öle sorgen für Geschmack und Duft des Apfels, Fruchtsäuren für den erfrischend säuerlichen Geschmack. Dazu kommt eine Mischung an Vitaminen, Mineralien und Spurenelementen, die in der Kombination Synergieeffekte aufweist. (Apropos Synergie: Bei Eisenmangel kann man den Apfel gut mit eisenhaltigen Lebensmitteln kombinieren, zum Beispiel Vollkornbrot, Mandeln oder Haselnüsse.)

Kauf ungespritzte Bio-Äpfel, möglichst regional, möglichst lange am Baum gereift. Ideen, wie man an solche Äpfel rankommt, gibt es viele. Es gibt Streuobstwiesen, und es gibt im Netz zahlreiche Adressen von Läden, wo man Äpfel ab Hof kaufen oder wild pflücken kann.

Als Heilmittel ist der Apfel vor allem interessant, weil er Pektin enthält. Pektin ist ein mildes Quellmittel, das im Darm Giftstoffe und überschüssige Flüssigkeit bindet, damit den Stuhl festigt und darüber hinaus für einen gewissen Schleimhautschutz sorgt.

Bitte beachte: keine Anwendung bei direkter Apfelallergie oder Kreuzallergie, bei der eine Pollenallergie (zum Beispiel auf Birkenpollen) zu einer allergischen Reaktion auf Äpfel führt.

Rezepte in diesem Buch:

- Betupfen mit verdünntem Apfelessig bei Herpes und Gürtelrose
- Fußbad mit Apfelessig bei Fußpilz
- Geriebener Apfel bei Durchfall
- Geriebener Apfel bei Sodbrennen
- Habermus nach Hildegard von Bingen zur allgemeinen Gesundheitsförderung
- Kartoffeln und Äpfel gekocht zum Detoxen

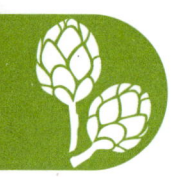

Artischocken

Artischocken sind aromatisch und leicht bitter. Im Speziellen helfen sie bei erhöhten Blutfetten, im Allgemeinen unterstützen sie die Leberfunktion. Das heißt: Wenn Artischocken auf dem Markt sind – greife zu! Natürlich hat eine Artischocken-Mahlzeit nicht den gleichen Effekt wie ein konzentriertes Präparat, aber das muss auch gar nicht sein, es geht eher um eine Gewohnheit, dieses wunderbare Gemüse mehr in den Alltag zu integrieren.

Wer einen Garten hat: Artischocken lassen sich relativ leicht anpflanzen. Sie sehen dann wirklich imposant aus mit ihrer wunderschönen blauen Blüte (da mag man gar nicht warten bis zur Ernte, sondern sich die Blüten am liebsten trocknen, sie halten sich ewig und drei Tage …).

Wenn du es etwas intensiver möchtest, dann greife zu Frischpflanzenpresssaft, den du in Reformhäusern und gut sortierten Bioläden oder Drogerien kriegst. Mit diesem Saft kannst du eine Kur machen, wenn du etwas für dein Blut oder auch deine Leber tun möchtest.

Rezepte in diesem Buch:
- Artischocken – als Saft oder Gericht bei Stimmungstiefs und depressiven Verstimmungen
- Frischpflanzensäfte: Löwenzahn, Artischocke und mehr zum Detoxen

Bärlauch

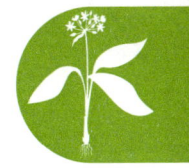

Achtung! Bärlauch ist ein tolles Wildkraut, du musst aber beim Pflücken in freier Wildbahn wirklich aufpassen. Die Bärlauchblätter ähneln optisch den giftigen Blättern des Maiglöckchens. Da beide Pflanzen zu Beginn dieser Zeit nicht blühen, musst du unbedingt, wenn du selbst pflücken möchtest, einen Geruchstest machen: Die Bärlauchblätter riechen, gerade wenn man sie zerreibt, eindeutig nach Knoblauch beziehungsweise Lauch. Am besten nimmst du jemanden mit, der sich auskennt.

Bärlauch pflückst du vor der Blüte im April/Mai, also in etwa ab März. Du findest ihn vor allem in schattigen Laubwäldern. Oder geh auf den Wochenmarkt, dort gibt es bestimmt welchen.

Bärlauch enthält schwefelhaltige Substanzen, die das Immunsystem unterstützen, auch bei der Ausleitung von Schwermetallen. Zudem kann der Bärlauch freie Radikale, die unsere Zellen schädigen, neutralisieren und so vor Krankheiten schützen. Er ist reich an Vitamin C. Perfekt eignet sich Bärlauch für eine kleine Frühjahrskur.

Bärlauch kannst du sehr gut frisch genießen, zum Beispiel im Salat oder auf einem Brot. Aber natürlich ist auch ein Bärlauchpesto etwas Köstliches, ob selbst gemacht oder von Höfen und Kräuter-Anbietern im Direktvertrieb. In der Apotheke erhältst du Bärlauchtinktur für eine Ausleitung, das solltest du aber bitte mit Arzt oder Heilpraktiker absprechen.

Rezepte in diesem Buch:
- Bärlauchpesto zum Detoxen

Beeren

Wir hätten wirklich viel Lust gehabt, auch alle Beeren einzeln zu beschreiben, vor allem Blaubeeren, Brombeeren, Heidelbeeren, Himbeeren, Holunderbeeren, Preiselbeeren, rote und schwarze Johannisbeeren, Josta-Beeren-Mix aus Johannisbeeren und Stachelbeeren wie auch Aroniabeeren (die es zum Beispiel regional in Sachsen gibt).

Um es kurz zu machen: Beeren gehören zum tollsten Obst überhaupt. Vor allem deshalb, weil sie oft nicht so süß sind und weil sie so viele Farbstoffe enthalten. Gerade die dunklen Beeren enthalten in hohem Maße den Farbstoff Anthocyane. Anthocyane, die zu den sekundären Pflanzenstoffen gehören, wirken antioxidativ, das heißt, sie bieten einen Zellschutz. Daneben ist die alte Sicht der Traditionellen Europäischen Medizin interessant, die rotes Obst und Gemüse dem Blut zuordnete und dunkelrotem Obst und Gemüse einen »blutstärkenden« Effekt bescheinigte. Auch wenn man diesen Begriff nicht ganz einfach wissenschaftlich erklären und belegen kann, ist das alte Denken doch oft zutreffend. Wir empfehlen daher auch Hausmittel mit Beeren bei Erschöpfung oder Blutarmut.

Noch etwas: Wer es schafft, kann selbst pflücken und dann vernaschen. Zum Konservieren: ja. Die Tiefkühltruhe ist auch ein Stromfresser. Aber wenn du überhaupt ein Tiefkühlfach benutzt, dann sind Beeren definitiv das beste Lebensmittel dafür. Man braucht nur ein bis zwei Löffel am Tag, sie nehmen wenig Platz ein. Und fertige Tüten mit Beerenmix aus der Tiefkühltruhe sind erschwinglich – und der Klimaeffekt für die Tiefkühlenergienutzung ist (v.a. bei neueren Geräten) minimal, also verkraftbar.

Rezepte in diesem Buch:
- Getrocknete Heidelbeeren bei Durchfall
- Holunderbeersaft selbst gemacht bei Anfälligkeit für Infekte
- Warmer Holunderbeersaft mit Rosinen und Gewürzen bei Müdigkeit und Erschöpfung

Bohnenkraut

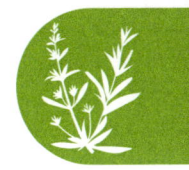

Bohnenkraut ist – wie man schon vom Namen her vermuten kann – der Klassiker zum Würzen von Bohnengerichten. Es darauf zu reduzieren würde dem viel zu wenig beachteten einheimischen Gewürz jedoch nicht gerecht.

Denn Bohnenkraut kann noch weit mehr, als nur Bohnengerichten einen aromatischen Beigeschmack zu geben. Es wurde auch »Pfefferkraut« oder »Pfeffer des kleinen Mannes« genannt und gern als Pfefferersatz verwendet. So bezeichnen auch die Franzosen das Bohnenkraut als *poivrette,* was so viel wie »kleiner Pfeffer« bedeutet. Heute ist das Bohnenkraut, von dem es mehrere Sorten gibt, vor allem fester Bestandteil der Mittelmeerküche. Es sollte sparsam dosiert werden.

Bohnenkraut wirkt appetitanregend, verdauungsfördernd, krampflösend und interessanterweise entsäuernd. In der Traditionellen Europäischen Heilkunde wurde es auch als Tee eingesetzt, und zwar nicht nur, um Magen und Darm zu durchwärmen, sondern auch den Unterleib – möglicherweise spielt darauf sein lateinischer Name Satureja hortensis an, der vermutlich von den Satyrn aus der Gefolgschaft des Dionysos abgeleitet ist, denjenigen Figuren der antiken Götterwelt, die kämpften, liebten und musizierten … By the way: Auch Liebstöckel ist ein solches Kraut, das den Unterleib durchwärmt und dem daher auch, wie der Name schon sagt, eine aphrodisierende Wirkung zugeschrieben wurde.

Rezepte in diesem Buch:
* Anregender Majoran-Bohnenkraut Tee
  in Belastungsphasen und bei Stress
* Salzmischung mit Bohnenkraut für die ausreichende Nährstoffzufuhr
* Würzöl mit Bohnenkraut für die ausreichende Nährstoffzufuhr

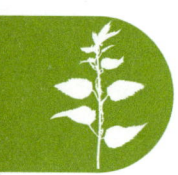

Brennnesseln

Wenn es um einheimische Superfoods geht, also »Super-Regios«, dann denkt man sicherlich zuerst an die Brennnessel – und gleich danach an den Löwenzahn. Gesund, regional und dann auch noch umsonst! Was will man mehr?

Die gesamte Pflanze enthält Flavonoide, Pflanzensäuren, Mineralsalze (vor allem Kaliumsalze) und Kieselsäure. In den Brennhaaren sind biogene Amine wie das Gewebshormon Histamin enthalten.

Die alten Kräuterfrauen und auch Laienheiler wie Sebastian Kneipp sprachen von einer »blutreinigenden und blutbildenden« Wirkung. Heute würde man sagen, dass die Brennnessel vor allem die ausscheidenden Organe anregt, insbesondere die Nieren.

Für Veganer besonders interessant ist der Kalziumgehalt: Brennnessel enthält über 700 Milligramm Kalzium pro 100 Gramm. Sie ist damit eine fantastische Kalziumquelle.

Möchte man Brennnessel selbst pflücken, so ist auf abgasfreie Standorte zu achten. Die Erntezeit ist von April bis Juni.

Übrigens: Die Samen enthalten Linolsäure und können auch beim Backen, über Rohkost und Gemüse gestreut oder im Müsli verwendet werden.

Rezepte in diesem Buch:
- Brennnesseln in der Küche zum Detoxen
- Brennnesseltee zum Detoxen
- Brennnesselteemix für jeden Tag
  für die ausreichende Nährstoffzufuhr
- Milchbildungstee für Wöchnerinnen

Buchweizen

Buchweizen ist kein »echtes« Getreide. Er gehört zu einer Gräserart und ist interessanterweise auch mit dem Spitzwegerich verwandt.

Buchweizen ist für Veganer ein wichtiger Eiweißlieferant. Er enthält nicht ganz so viel Eiweiß wie Weizen, liefert aber die Aminosäuren in einem günstigen Profil, ist zudem fettärmer und vor allem reicher an Mineralstoffen und Spurenelementen.

Er ist glutenfrei und ist daher besonders interessant für alle, die kein Gluten vertragen oder weniger Gluten essen möchten.

Buchweizen schmeckt wunderbar als morgendlicher Brei, als Pfannkuchen mit Buchweizenmehl und auch als Topping zum Knabbern zwischendurch. So kannst du deinen Eiweiß- und Mineralspeicher ganz unbemerkt auffüllen. Mittlerweile gibt es in Bioläden oder Reformhäusern auch Buchweizenflocken, die du für einen Frühstücksbrei verwenden kannst.

Übrigens: Für die in Osteuropa verbreitete Buchweizengrütze, die es dort in allen Varianten von herzhaft bis süß gibt, wird in manchen Rezepten der Buchweizen vorher in der Pfanne geröstet und erst dann in einem Topf aufgekocht und ausgequollen.

Als Heilpflanze sind nicht nur die Früchte interessant, sondern auch die ganzen oberirdischen Teile, das »Kraut«. Es enthält bis zu 6 Prozent Flavonoide, darunter vor allem Rutin, daneben noch einige andere Inhaltsstoffe, zum Beispiel Kaffeesäuren. Sie verbessern die Durchblutung in den Kapillaren, sodass Buchweizenkraut traditionell vor allem bei Durchblutungsstorungen der feinen Blutgefäße eingesetzt wird.

Rezepte in diesem Buch:
* Buchweizen-Knusper-Topping
  für die ausreichende Nährstoffzufuhr

Dinkel

Dinkel ist ein rundum gesundes Getreide und eine gute Alternative zu Weizen. Die Besonderheit am Dinkelkorn ist ein doppelter Spelz, der den Dinkel auch besser gegen Umwelteinflüsse schützt. Dies wurde besonders eindrucksvoll nach der Tschernobyl-Katastrophe sichtbar: Dinkel war deutlich weniger radioaktiv belastet als Weizen.

Dinkel ist nicht, wie Hirse oder Buchweizen, glutenfrei, er enthält jedoch weniger Gluten als Weizen, insbesondere als der hochgezüchtete Weizen, und ist daher für Menschen, die empfindlich auf Weizen oder Gluten reagieren, besser verträglich.

Die älteste, wertvollste Sorte nennt sich »Rotkorn-Dinkel« und wird auch als »Urdinkel« bezeichnet. Grünkern ist unreif geernteter Dinkel.

In der Heilkunde hat Dinkel einen besonders hohen Stellenwert in den Schriften der Hildegard von Bingen. Sie hat den Dinkel als wärmendes Getreide empfohlen. Besonders rät sie zu warmen Mahlzeiten damit, wie dem Habermus. So heißt es in ihrem Buch *Causae et Curae* (auf S. 177, siehe Literaturverzeichnis): »Solange ein Mensch noch nüchtern ist, soll er zunächst ein Gericht zu sich nehmen, das aus Früchten und Mehl zubereitet ist, weil dies eine trockene Speise ist und dem Menschen gesunde Stärke verleiht. Auch soll er zuerst eine warme Speise verzehren, damit sein Magen warm wird.«

Interessanterweise rät sie auch, bei Haarausfall die Kopfhaut mit einer Mischung aus Fett und der Asche von Weizen- oder Dinkelstroh einzureiben: »Die Haare, die noch nicht ausgefallen sind, werden durch diese Einreibung so eingefeuchtet und gekräftigt, dass sie für lange Zeit nicht ausfallen« (ebenda, S. 249). Wer weiß, vielleicht ist ja etwas dran!

Rezepte in diesem Buch:
- Dinkel-Wacholder-Kissen bei Nackenschmerzen
- Getreidekissen mit Dinkel bei Blasenentzündungen
- Habermus nach Hildegard von Bingen zur allgemeinen Gesundheitsförderung

Esskastanien

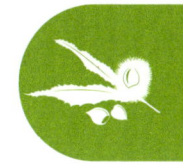

Esskastanien – beziehungsweise ihre Verwandten, die Maronen – werden vor allem auf Weihnachtsmärkten angeboten. Man nimmt die kleine Papiertüte mit klammen Fingern, schön warm sind die Maronen, ja man muss aufpassen, sich nicht zu verbrennen. Und dann wird gepuhlt und genossen. Ebenso beliebt: zu Weihnachten als Füllung.

Die Frucht der Esskastanie enthält Kohlenhydrate, Stärke, Vitamin A, B_1, B_2, B_3, B_5, B_6 und C. Sie ist sehr nährstoffreich und enthält wichtige Mineralstoffe und Spurenelemente wie Eisen, Kalium, Kalzium, Kupfer, Magnesium, Mangan und Zink.

Einen besonders hohen Stellenwert hatten Esskastanien in der Heilkunde für Hildegard von Bingen, sie riet zu Esskastanien bei den unterschiedlichsten Gebrechen, sozusagen als Universalmittel. Sie empfahl die Esskastanie zur Stärkung der Milz, bei Nervenschwäche, zur Stärkung des Herzens und bei übermäßigem Ärger. Neben den ganzen Früchten kann man sehr gut auch das Esskastanien-Mehl verwenden.

Die Esskastanie ist ein Buchengewächs und mit der Rosskastanie nicht verwandt.

Rezepte in diesem Buch:
- Esskastanienbrei bei Kältegefühl

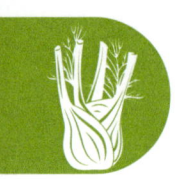

Fenchel

Fenchel ist ein Heilkraut, das nicht annähernd den Stellenwert hat, den es verdient. Wir alle kennen Fenchel von kleinen Babys, die Bauchweh haben. Genau dieses Bild ist ein ganz wichtiger Schlüssel zum besseren Verständnis der Heilpflanze: Fenchel ist so unglaublich verträglich, dass er wirklich für jeden, für alle und auch für den Alltag geeignet ist. Das ist nicht bei jeder Heilpflanze der Fall: Viele von ihnen haben eine so starke Arzneiwirkung, dass man sie im Krankheitsfall einsetzt und dann auch nur für eine gewisse Zeit. Bei anderen gibt es Nebenwirkungen, weil sie auf den Magen schlagen oder Allergien auslösen. Dritte schließlich haben eine so starke Wirkung, dass man aufpassen muss, nicht überzudosieren.

All das ist bei Fenchel nicht der Fall. Das heißt: Fenchel können wir immer dann einsetzen, wenn wir eine milde, krampflösende, drüsenanregende, verdauungsfördernde Wirkung brauchen: bei Säuglingen, bei allen Menschen in sensiblem Gesundheitszustand, bei Senioren, bei Hochbetagten. Nie braucht man Angst zu haben, dass einem der Tee nicht bekommt. Im Gegenteil: Gerade bei Hochbetagten und Demenzkranken weckt der Tee Erinnerungen an die Geborgenheit der ersten Lebensmonate.

Fenchelfrüchte wirken harmonisierend, anregend auf die Schleimhaut in den Atemwegen, beruhigend, entspannend – und, was wenig bekannt ist, östrogenähnlich. Deshalb ist der Fenchel auch eine wichtige Frauenpflanze, zum Beispiel bei leichten Menstruationskrämpfen oder in den Wechseljahren. Sehr gut kann man Fenchel auch anderen Teemischungen wie einen zusätzlichen Bestandteil beifügen.

Fenchel – zum Beispiel als Fencheltee – kann eingesetzt werden gegen Blähungen, bei Husten zur Schleimlösung, als Durststiller, zur Anregung der Milchbildung bei leichten Menstruationskrämpfen und bei Wechseljahresbeschwerden.

Übrigens: Fenchelsamen sind auch ein sehr gutes Brotgewürz.

Bitte beachte: Es gibt vereinzelte allergische Reaktionen – kein übermäßiger Genuss in der Schwangerschaft.

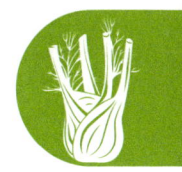

Rezepte in diesem Buch:

- Anis-Fenchel-Kümmel-Tee bei Blähungen
- Bäuchleinöl selbst gemacht bei Blähungen
- Fenchel- und Kamillentee bei Schlafstörungen
- Fenchel-Anis-Kümmel-Tee bei Heiserkeit und Husten
- Fenchelsirup bei Heiserkeit und Husten
- Fencheltee zur Beruhigung bei Wechseljahresbeschwerden
- Kompresse mit Fenchelteebeutel bei trockenen oder müden Augen
- Krampflösender Tee bei Menstruationskrämpfen
- Milchbildungstee für Wöchnerinnen
- Möhren, Fenchel und mehr bei Reizmagen
- Teemischung mit Engelwurz bei Kältegefühl

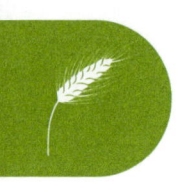

Gerste

Gerste ist ein interessantes Getreide, das bei uns viel zu sehr in Vergessenheit geraten ist. Es gilt als ältestes Getreide, das vom Menschen angebaut wurde.

Aus Gerste werden auch Gerstengrütze und Gerstengraupen hergestellt. Dafür werden die Gerstenkörner geschält und poliert, sie sind also nicht so vollwertig wie aus dem vollen Korn gemahlene Grütze. Gleichzeitig sind die geschälten, polierten Graupen leichter verdaulich als die ganzen Graupenkörner, was im Rahmen einer Schonkost wieder von Bedeutung sein kann.

Gerste enthält Wasser, Kohlenhydrate, Ballaststoffe, Eiweiße und wenig Fett. Gerade die Ballaststoffe – 10 Gramm pro 100 Gramm Nacktgerste – sind interessant für die Verdauung und den Spiegel der Blutfette. Unter den Getreiden gilt Gerste volksmedizinisch als ein Getreide, das stärkt und unter anderem die Milchbildung anregt. So wird auch heute noch in manchen Geburtshäusern das Trinken von Gerstentrunk zur Steigerung der Milchbildung empfohlen. In Indien bekommen Frauen, die entbunden haben, Energiekugeln mit Gerstenmehl, Nüssen, Butter und Zucker zur Stärkung. Früher hat man Wöchnerinnen gerne ein Glas Malzbier angeboten, Malzbier wird im Bayerischen auch als »Nährbier« bezeichnet. Denn Gerstenmalz regt die Milchbildung an. Heute wird der Zuckergehalt kritisch gesehen – wie immer gilt: Die Menge macht's!

Neu im Augenmerk ist auch der Gerstengrassaft: Er wirkt entgiftend und wird für die Schwermetallausleitung empfohlen.

Rezepte in diesem Buch:
- Gerstenwasser zum Detoxen

Grüne Bohnen

Grüne Bohnen sind nicht nur ein köstliches Gemüse. Sie haben auch einen großen gesundheitsfördernden Effekt.

Bohnen sind außerordentlich basisch – das ist gut zu wissen, da ja Getreide eher säuert. In geringer Menge macht das nichts, solange man eben mehr Basen zuführt, sodass die Säuren im Körper neutralisiert werden.

Interessant zu wissen ist, dass in der Volksmedizin die Hülsen von Bohnen als Tee eingesetzt wurden, um zu entwässern. Auch heute wird eine leicht harntreibende Wirkung vermutet, das Ganze ist aber nicht wissenschaftlich bestätigt.

Außerdem werden Bohnenhülsen volksmedizinisch gegen Diabetes eingesetzt. Die antidiabetische Wirkung konnte jedoch bisher nicht belegt werden.

Die Kommission E, die die entscheidenden Porträts über Heilpflanzen in den 1980er-Jahren schrieb, hat die Bohnenhülsen bereits damals zur unterstützenden Behandlung bei Beschwerden des Wasserlassens angegeben, Gegenanzeigen sowie Nebenwirkungen und Wechselwirkungen sind nicht bekannt.

Bitte beachte: Rote Bohnenhülsen und Samen sind giftig. Sie dürfen nicht verzehrt werden.

Rezepte in diesem Buch:
- Grüne Bohnen salzfrei zum Detoxen

Grüne Gemüse und Kräuter

Man mag es kaum glauben: In Chlorophyll, also dem Blattgrün, ist mit Ausnahme vom Eisen alles enthalten, was die roten Blutkörperchen zur Bildung des roten Blutfarbstoffs Hämoglobin benötigen. Vielleicht magst du dir einmal im Internet die Abbildungen von Hämoglobin und Chlorophyll anschauen. Du wirst staunen: Beide Farbstoffe sehen fast identisch aus. Der einzige Unterschied ist, dass in der Mitte vom Hämoglobin ein Eisenatom zu finden ist, in der Mitte vom Chlorophyll dagegen ein Magnesiumatom. Sprich: Wenn du viel Grün isst und dann noch Eisen zuführst, hat der Körper wichtige Bausteine, um neue Erythrozyten, also rote Blutkörperchen, zu bilden. Der Hämoglobingehalt im Blut steigt wieder.

Ganz unabhängig von der Bildung des roten Blutfarbstoffs Hämoglobin kann Chlorophyll selbst die Sauerstoffversorgung des Organismus verbessern, weil es wie der rote Blutfarbstoff Sauerstoffmoleküle enthält. Daneben ist Chlorophyll ein wichtiger Magnesiumlieferant.

In den letzten Jahrzehnten wird auch die Fähigkeit von Chlorophyll, Schwermetalle zu binden und über den Darm auszuleiten, mit besonderem Interesse untersucht. Bekannt ist der »Detox-Effekt« vor allem bei den besonders chlorophyllhaltigen Süßwasseralgen, zum Beispiel Chlorella, aber auch beim Gerstengrassaft.

Ein wesentlicher Aspekt der Popularität von grünen Smoothies und der gesamten »Go-green«-Bewegung sind die zunehmenden Erkenntnisse über die wichtigen Funktionen von Chlorophyll im Organismus. Sie gehen über die Blutbildung weit hinaus.

Rezepte in diesem Buch:

- Bärlauchpesto zum Detoxen
- Bittersmoothie bei Müdigkeit und Erschöpfung
- Brennnesseln in der Küche zum Detoxen
- Frischpflanzensäfte: Löwenzahn, Artischocke und
  mehr zum Detoxen
- Grünkohlchips für die ausreichende Nährstoffzufuhr
- Kalzium-Smoothie für die ausreichende Nährstoffzufuhr
- Löwenzahn bei Stimmungstiefs und depressiven Verstimmungen
- Löwenzahn in der Küche zum Detoxen
- Petersilie-Zitronen-Knoblauch-Booster
  für die ausreichende Nährstoffzufuhr
- Wildkräuterpesto bei Müdigkeit und Erschöpfung

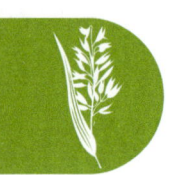

Hafer

Hafer ist das Getreide, das am meisten Bezug zu unseren Nerven hat, enthält er doch Vitamin B_1, B_2, Biotin, Eisen und Zink.

Ein Haferbrei ist eine gute Grundlage am Morgen und in allen stressigen Zeiten empfehlenswert. Und ja, natürlich ist es am besten, wenn man sich die Haferflocken selbst quetscht. Für alle, die es eilig haben, gibt es im Handel Instant-Vollkornflocken, mit denen man schnelle Frühstücks-Drinks, Suppen und Eintöpfe, Bratlinge und so weiter zubereiten kann.

Hafer enthält zwar nicht so viel Gluten wie Weizen, ist aber auch nicht völlig glutenfrei. Wer kein Gluten verträgt oder essen möchte, kann auf glutenfreie Haferflocken umsteigen.

Daneben ist Hafer ein potentes homöopathisches Arzneimittel (Avena sativa). Es wird eingesetzt bei nervöser Erschöpfung mit Konzentrationsschwäche, Herzklopfen und Schlaflosigkeit, bei allen Beschwerden, die aus einer Schwäche oder Belastung des Nervensystems resultieren.

Tee aus grünem Hafer wird bei Erschöpfung empfohlen. Magenkranken dient Haferschleim (ohne Zucker und – auch für Nicht-Veganer – ohne Milch) als leichtverdauliche Kost.

Haferkleie enthält besonders viele Ballaststoffe, das kurbelt die Verdauung an und ist gut gegen zu hohe Blutfett- beziehungsweise Cholesterinwerte.

Rezepte in diesem Buch:
- Haferbrei mit Gewürzen in Belastungsphasen und bei Stress
- Haferflockenbad bei Neurodermitis
- Haferschleimsüppchen bei Magen-Darm-Infekt
- Haferstrohbad bei Neurodermitis und Hautentzündungen
- Weizen- und Haferkleie bei Darmträgheit

Hagebutte

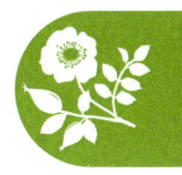

Habt ihr euch auch früher gegenseitig Hagebuttenkerne – die mit den kleinen, feinen Haaren – hinten in den Pullover gesteckt? Ansonsten ist die Hagebutte eher wenig bekannt, außer natürlich im Hagebuttentee, der vermutlich jedem Kind schon einmal gegeben wurde. Allerdings ist Hagebuttentee auch immer etwas sauer und dadurch nicht wirklich so beliebt.

Der saure Geschmack kommt vom Vitamin-C-Gehalt. Vitamin C wird bei hohen Temperaturen teilweise abgebaut, es bleibt jedoch immer noch ein Restbestand über. Aber natürlich wäre es ratsam, vom Hagebuttentee – möchte man vor allem den Vitamin-C-Gehalt auskosten – auf Hagebuttenmark oder kaltgerührte Hagebuttenmarmelade umzusteigen, ob selbst gemacht oder aus dem regionalen Handel.

Faszinierend ist daneben aber vor allem auch, dass die Hagebutte seit einigen Jahren ein Revival als Heilpflanze erlebt hat, und zwar in Form von Hagebuttenpulver bei Rheuma. Eine typische Geschichte: Die Volksmedizin setzte die Hagebutte bei rheumatischen Beschwerden ein, das wurde wissenschaftlich nicht geprüft, und im Jahr 1990 wurde diese Anwendung mangels Beweis als negativ bewertet. Inzwischen ist das anders. Es gibt einige Studien, die die grundsätzliche Wirkung belegen, allerdings nur mit mäßiger bis schlechter Wirksamkeit. Gelegentlich kann es zu allergischen Reaktionen kommen.

Rezepte in diesem Buch:
- Erkältungstee mit Hagebuttenfrüchten
- Hagebuttenextrakt bei Rheuma und Gelenkbeschwerden
- Hagebuttenmark bei Müdigkeit und Erschöpfung

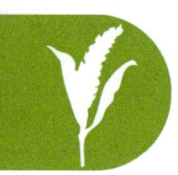

Hirse

Hirse ist ein leckeres und unglaublich praktisches Lebensmittel. Einmal aufkochen, quellen lassen – fertig!

Hirse ist glutenfrei und damit gut für alle, die keine glutenhaltigen Lebensmittel essen können oder wollen. Sie enthält viel Eisen, vor allem aber Kieselsäure. Kieselsäure ist gut für Haut, Haare und Fingernägel, beugt auch Krampfadern und Wadenkrämpfen vor.

Hirse wirkt stärkend, kräftigend und strukturgebend, ob in Lebensmitteln wie der Hirse oder auch kieselsäurehaltigen Heilpflanzen. Alle diese Pflanzen – zum Beispiel der Schachtelhalm oder auch die behaarten Raublattgewächse, zum Beispiel der Borretsch – zeichnen sich dadurch aus, dass sie eingesetzt werden, wenn das Strukturelement unterstützt werden kann. Denn Kieselsäure stärkt Sehnen, Bänder, Knorpel und Knochen, Haut und Schleimhäute, Nägel und Haare. Zudem ist sie auch für das Immunsystem von Bedeutung.

Besonders sollte man zu Kieselsäure und kieselsäurehaltigen Lebensmitteln greifen bei allen »Strukturproblemen«, so z.B. bei einer Erschlaffung des Bindegewebes, Haarausfall, faltiger, schlaffer Haut oder brüchigen Nägeln. Übrigens: Unter den Schüßler-Salzen, bei denen Kieselsäure die Nr. 11 darstellt, wird Silicea (Kieselsäure) als »biochemisches Kosmetikum« bezeichnet. In diese Richtung geht auch der Konsum von Hirse.

Rezepte in diesem Buch:
- Hirsebrei mit Gewürzen bei Kältegefühl

Holunderblüten und -beeren

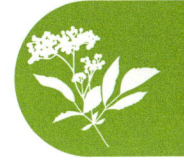

Der Holunder gilt als die »Apotheke des Einödbauern«. Wen wundert's? Von keinem anderen Strauch wurden so viele verschiedene Pflanzenteile in der traditionellen Medizin verwendet.

Holunderblüten sind ein probater Tee, wenn eine Erkältung im Anzug ist. Er wirkt schweißtreibend und allgemein sekretverflüssigend. Die wirksamen Inhaltsstoffe sind die Glykoside, die zu einer Aktivierung des Immunsystems bei Erkältungskrankheiten und anderen Infektionen beitragen.

Holunderbeeren versorgen uns mit Vitaminen (Niacin, Vitamin B_1, B_2 und C) und Mineralstoffen, Fruchtsäuren und Zucker, sie sind blutbildend und stärkend, enthalten ätherische Öle sowie antioxidativ wirkende Anthocyane (dunkelrote Farbstoffe).

Traditionell werden Holunderbeeren zur Stärkung der Widerstandskraft eingesetzt. In der Volksmedizin wurden Holunderbeeren auch verwendet, um das Immunsystem zu stärken, als mildes Abführmittel, bei Erschöpfung und Blutarmut, in der Rekonvaleszenz, interessanterweise aber auch bei viralen Erkrankungen und Nervenschmerzen, zum Beispiel bei Ischiasbeschwerden, Nervenentzündungen, schmerzhaften Neuralgien und sogar bei Gürtelrose eingesetzt.

Rezepte in diesem Buch:

- Erkältungstee mit Hagebuttenfrüchten
- Holunderbeersaft selbst gemacht bei Anfälligkeit für Infekte
- Holunderblütensirup mit Sanddornsaft bei Erkältungen
- Tee mit Holunder- und Lindenblüten bei Fieber
- Warmer Holunderbeersaft mit Rosinen und Gewürzen bei Müdigkeit und Erschöpfung

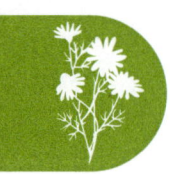

Kamille

Die Kamille ist ein echter Allrounder in der Heilkunde, sie sollte daher in keiner Hausapotheke fehlen. Ihre Anwendungsgebiete sind weit gefächert: Innerlich wird sie eingesetzt bei Krämpfen und entzündlichen Erkrankungen des Magen-Darm-Trakts, bei Infekten von Atemwegen, Magen und Darm, aber auch bei Menstruationsbeschwerden, Schmerzen oder Schlafstörungen. Mit Kamille wird gegurgelt oder inhaliert, oder es werden Sitzbäder durchgeführt. Auch hier stehen Entzündungen, Infektionen im Vordergrund.

Diese breite Anwendung verdankt die Kamille ihrer Kombination an Inhaltsstoffen: Das ätherische Öl wirkt entzündungshemmend, antiinfektiös, antibakteriell und krampflösend. Die gelben Farbstoffe (Flavonoide) haben eine günstige Wirkung auf die feinen Blutgefäße. Sie steigern die Durchlässigkeit der Gefäßwände und verbessern damit die Durchblutung, was der Wundheilung zugutekommt.

Arzneilich verwendet werden die Blüten der sogenannten Echten Kamille. Sehr gut kann man Kamillentee auch mischen – mit Zitrone, Apfelsaft, Holunderblütensirup et cetera.

Die Kamillen solltest du nach der Anwendung keinesfalls ins Klo spülen, sie gehen durch eine kleine Luftkammer im Blütenboden nicht unter, und dann gibt es eine ziemliche Schweinerei. Also: durch ein großes Sieb abgießen und dann Blüten und Wasser separat in Biomüll und Toilette oder Spülbecken entsorgen!

Bitte beachte: Es gibt mehrere Kamillenarten, von denen einige Allergien hervorrufen und mit denen minderwertige Präparate (zum Beispiel Teebeutel) verfälscht werden. Daher ist es ratsam, gerade den Kamillentee in der Apotheke zu kaufen.

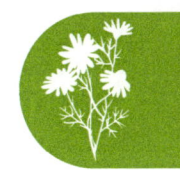

Rezepte in diesem Buch:

- Fenchel- und Kamillentee bei Schlafstörungen
- Kamillen-Kopfdampfbad bei Akne
- Kamillen-Rollkur bei Reizmagen
- Kamillensäckchen bei Ohrenschmerzen
- Kamillen-Schafgarben-Tee bei Menstruationskrämpfen
- Kamillentee bei Magen-Darm-Infekt
- Kamillentee bei Nervosität
- Kamillentee und -extrakt bei Aphthen und Mundschleimhautentzündung
- Krampflösender Tee bei Menstruationskrämpfen
- Sitzbad in Kamillentee bei Blasenentzündungen

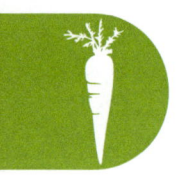

Karotten

Karotten sind ein tolles Gemüse – sie sind regional und vor allem auch preisgünstig. Karotten sorgen für Energie und Nährstoffe, sie wirken leicht stopfend, das sollte man wissen. Karotten sind eine wunderbare Aufbaukost, ohne dass sie die Verdauung belasten.

Sehr interessant aus heilkundlicher Sicht sind zwei spezielle Anwendungen. Zum einen die lange gekochte Karottensuppe nach dem österreichischen Pädiater Dr. Ernst Moro, der mit dieser Suppe zu Beginn des 20. Jahrhunderts viele Kinder retten konnte. Zu dieser Zeit starben über 90 Prozent der Säuglinge im Krankenhaus an Durchfall. 1905 griff Moro auf das alte Hausmittel zurück, bei dem Karotten eine bis anderthalb Stunden gekocht und dann mit Salz angeboten werden. Den Wirkmechanismus fanden erst sehr viel später und fast nach zwanzigjähriger Forschungsarbeit der Leiter der Erlanger Universitätskinderklinik Prof. Dr. Guggenbichler und der Wiener Pharmakologe Prof. Jurenitsch heraus: Beim langen Kochen der Karotten entstehen bestimmte Wirkstoffe (sogenannte Oligogalakturonsäuren, OGAs), die an Zellrezeptoren, welche von Bakterien angesteuert werden, »andocken« und so verhindern, dass sich die Bakterien an der Darmwand festsetzen.

Die zweite faszinierende Anwendung ist Karottensaft, der in verschiedenen – wenn auch nicht wissenschaftlich anerkannten – Ernährungsformen bei Krebs einen besonderen Stellenwert hat. Dort werden große Mengen frisch gepressten Karottensafts (alternativ Karottensaft in Bio-Qualität) zur Unterstützung der Therapie empfohlen.

Rezepte in diesem Buch:
- Karotten-Sellerie-Spinat-Petersilie-Saft
  in Belastungsphasen und bei Stress
- Karottensuppe mit Salz bei Durchfall
- Saft aus Karotten, Roter Bete und Gurke zum Detoxen

Kartoffeln

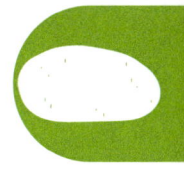

Ob Kartoffeln gesund sind oder nicht, hängt sehr davon ab, wie sie zubereitet werden. In Form von Pellkartoffeln, Blech- oder auch abgekühlten Kartoffeln, in denen sich sogenannte »resistente Stärke« bildet, gehören sie zu den gesündesten Lebensmitteln überhaupt. Problematisch sind dagegen Fertigprodukte aus Kartoffeln und sehr fettige und salzige Zubereitungen wie Pommes frites oder Chips (die aber, seien wir ehrlich, ab und an einfach sein müssen!).

Kartoffeln bestehen zu fast 80 Prozent aus Wasser und enthalten praktisch kein Fett, der Rest sind leicht verdauliche Stärke (15 Prozent), Proteine (2 Prozent) und Ballaststoffe (2 Prozent). Die Knollen sind sehr vitamin- und mineralstoffreich, wobei die Vitamine B_1, B_2, B_6 (nervenstärkend) und C (antioxidativ) sowie die Mineralstoffe Kalium und Magnesium (basisch) im Vordergrund stehen. Kalium wirkt ausschwemmend, daher der Einsatz der Kartoffel in gemäßigten Fastenkuren. Dass Kartoffeln quasi fettfrei sind, freut auch die Leber und hat ebenfalls einen Detox-Effekt.

Äußerlich angewendet, sind Kartoffeln Wärmespeicher von feuchter Wärme. Diese feuchte Wärme dringt sehr viel tiefer in das Gewebe als trockene Wärme (Wärmflasche, Heizkissen) und ist sehr lang anhaltend – und unglaublich angenehm!

Bitte beachte: Verwende nur einwandfreie Kartoffeln. Das giftige Solanin (in grünen Stellen, Trieben) geht ins Kochwasser über und wird auch von der Haut aufgenommen.

Vorsicht bei der äußerlichen Anwendung gekochter Kartoffeln: Verbrennungsgefahr! Bedenke: Die Kartoffelauflage »heizt nach«; das heißt, die Wärme auf der Haut nimmt nach dem Auflegen noch zu.

Kartoffelallergien sind selten, kommen aber als Kreuzallergie vor (zum Beispiel mit Birken- oder Haselnusspollen).

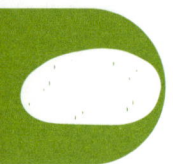

Rezepte in diesem Buch:

- 1 Stückchen Kartoffel bei Sodbrennen
- Basische Gemüsesuppe zum Detoxen
- Basissuppe für den warmen Bauch bei Kältegefühl
- Gesichtsmaske mit Kartoffelbrei zur Hautpflege
- Kartoffelauflage bei festem Husten
- Kartoffelauflage bei Nackenschmerzen
- Kartoffeln und Äpfel gekocht zum Detoxen
- Kü-Ka-Lei-Wa bei Sodbrennen
- Pellkartoffeln salzfrei zum Detoxen

Knoblauch

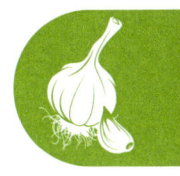

Knoblauch ist ein wirksames Heilmittel aus dem Küchenregal gegen Keime, es wird also bei Infektionen eingesetzt. In der unversehrten Pflanzenzelle liegen die entscheidenden Wirkstoffe in einer vorläufigen Form vor. Genau das ist der Grund, warum eine unversehrte Knoblauchknolle nicht riecht.

Allicin, der aus der Vorstufe Alliin entstandene Wirkstoff, ist ein natürliches Antibiotikum. Es tötet Bakterien und Pilze und hemmt die Vermehrung von Viren. Heute weiß man, dass Allicin und vergleichbare pflanzliche Wirkstoffe in den oberen Darmabschnitten vom Körper aufgenommen werden, ohne die Darmflora zu stören (anders als chemisch-synthetische Antibiotika). Die Substanzen werden über das Blut auch zu den Ausscheidungsorganen transportiert, zur Lunge und zur Niere, damit also auch durch den ganzen Körper. Neben dem Alliin enthält Knoblauch viele Vitamine, Flavonoide und Phenolcarbonsäuren. In der Kombination wird daraus auch ein sehr guter Gefäßschutz, sodass Infektabwehr, Herz, Kreislauf und Blutgefäße die Hauptanwendungsgebiete sind.

Bitte beachte: Knoblauch kann die Wirkung gerinnungshemmender Medikamente verstärken. Bei Einnahme entsprechender Präparate solltest du unbedingt mit dem Arzt Rücksprache halten, bevor du größere Mengen Knoblauch zu dir nimmst.

Rezepte in diesem Buch:
- Apfelessig mit Knoblauch bei Fußpilz
- Brot mit Knoblauch, Thymian und Salz bei Erkältungen
- Hustensirup aus Gemüse
- Knoblauchöl bei Anfälligkeit für Infekte
- Knoblauchscheiben bei Warzen
- Knoblauchtee bei Anfälligkeit für Infekte
- Leinöl-Aufstrich mit Zwiebeln und Knoblauch für die ausreichende Nährstoffzufuhr
- Petersilie-Zitronen-Knoblauch-Booster für die ausreichende Nährstoffzufuhr

Kohlarten

Kohlarten sind derzeit besonders beliebt auf dem Teller, da die in ihnen enthaltenen Senfölglykoside – auch als »Glucosinolate« bezeichnet – die Gesundheit nachweislich stärken. Sie zählen zu den sekundären Pflanzenstoffen und sind in einer Vorform in der Pflanze gelagert. Erst wenn die Pflanze zerkleinert wird, durch Schneiden, Rollen (wie bei der Kohlauflage) oder auch durch Kauen – und deshalb muss man gerade Kohl, Zwiebeln und Knoblauch gut zerkauen oder gut zerkleinern –, kommen die Senfölglykoside und das Spaltungsenzym Myrosinase in Kontakt und reagieren. Es kommt zur Spaltung, und aus den Senfölglykosiden werden Abbauprodukte als »aktive Abwehrsubstanzen der Pflanze«. Diese Abbauprodukte sind entweder nicht flüchtig, dann schmecken sie scharf (wie beim Kohl oder Rucola), oder sie sind flüchtig und riechen stechend (wie beim Senf). Auch beim Kochen wird der Schwefel freigesetzt – er ist für den typischen Kohlgeruch verantwortlich. Bekannte Glucosinolate in den Kohlarten sind das Allylisothiozyanat (Kohl, Weißkohl, Rotkohl) und das Sulforaphan (Brokkoli), das gerade im Hinblick auf die Krebsforschung ins Interesse der Wissenschaft gerückt ist. Sulforaphan ist hitzeempfindlich, daher bietet sich der rohe Verzehr oder kurzes Dünsten respektive Dämpfen für Brokkoli an.

Manche Glucosinolate konkurrieren in der Schilddrüse mit dem Jod und können dadurch zu einer Schilddrüsenvergrößerung (Kropf) führen – daher sollte man, so gesund Kohl und seine Verwandten auch sind, es gleichzeitig nicht übertreiben. Als Obergrenze wird eine Menge von 400 Gramm am Tag diskutiert.

Rezepte in diesem Buch:
- Grünkohlchips für die ausreichende Nährstoffzufuhr
- Kohlauflage bei Rheuma und Gelenkbeschwerden
- Kohlauflagen zur Vorbeugung einer Brustentzündung

Kümmel

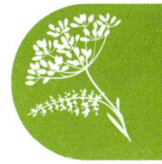

Kümmel ist eins der ältesten Gewürze überhaupt. Auch in Deutschland finden sich bereits Funde aus der Zeit um das Jahr 3000 v. Chr.

Kümmel enthält ätherisches Öl mit dem Hauptbestandteil Carvon, außerdem gesundheitswirksame Farbstoffe. Kümmel ist die beste Heilpflanze gegen Blähungen, sie übertrifft diesbezüglich die Wirkung von Anis und Fenchel bei Weitem. Carvon wirkt krampflösend, vor allem auf den Darm, was zu einer Entspannung des Darms führt und zudem anregend auf die Bildung von Magensaft wie auch pilzhemmend wirkt.

Das ätherische Öl befindet sich in den Früchten und wird, wenn man die ganzen Samen mit heißem Wasser übergießt, nur zu einem kleinen Teil freigesetzt. Daher ist es sinnvoll, die Samen vor der Anwendung als Tee im Mörser anzustoßen oder bereits in der Apotheke anstoßen zu lassen. Sehr gut kann man Kümmel auch für das Essen verwenden, zum Beispiel zum Brotbacken oder als Ergänzung für Schwerverdauliches wie etwa Kohlgerichte.

Kauf Kümmelfrüchte aus kontrolliertem Anbau, sie sollten möglichst kurz vor der Vollreife geerntet werden.

Bei der Zubereitung des Tees sollte dieser zugedeckt ziehen, damit die ätherischen Öle sich nicht verflüchtigen.

Bitte beachte: Keine Anwendung bei Empfindlichkeit gegenüber Dolden- und Korbblütlern, es kann zu Kreuzallergien kommen.

Rezepte in diesem Buch:
- Bäuchleinöl selbst gemacht bei Blähungen
- Fenchel-Anis-Kümmel-Tee bei Heiserkeit und Husten
- Gewürzmischung für Atem und Verdauung bei Reizmagen
- Kü-Ka-Lei-Wa bei Sodbrennen

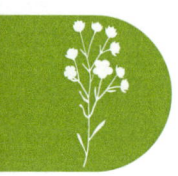

Leinöl und Leinsamen

Es gibt wenige Heilpflanzen, die so vielseitig sind wie der Leinsamen, das heißt wirkungsvoll, nebenwirkungsarm, gleichzeitig erschwinglich und für die Selbsthilfe geeignet.

Als altbekanntes Hausmittel werden Leinsamen vor allem innerlich zur Behandlung von chronischer Verstopfung verwendet: In der Schale sind Quellstoffe enthalten, die bei ausreichender Wasserzufuhr im Darm quellen, damit den Darminhalt vergrößern und die Muskulatur des Darmes auf rein mechanische Art und Weise anregen. Im Gegensatz zu chemischen Abführmitteln oder Abführsalzen bieten Leinsamen eine unschädliche Alternative, die in der Regel keinerlei Gewöhnungseffekt nach sich zieht und – bei richtiger Anwendung und Beachtung der Gegenanzeigen – nebenwirkungsfrei ist. Gleichzeitig enthält Leinsamen im Samen selbst hochwertige ungesättigte Fettsäuren. Mehr und mehr Studien empfehlen den Verzehr von Leinöl zur Vorbeugung von Krebserkrankungen. Auch bei Wechseljahresbeschwerden, Autoimmunerkrankungen, für ein gesundes Herz und selbst bei Depressionen ist die Zufuhr von etwas Leinöl täglich empfehlenswert. Äußerlich wurden Leinöl und Leinsamen in der Volksmedizin zum Wärmen, Befeuchten und Erweichen als Brei- oder Pastenumschlag verwendet.

Bitte beachte: Leinöl sollte frisch sein, kühl und dunkel lagern. Im Zweifelsfall kannst du es auch einfrieren.

Rezepte in diesem Buch:
- Einreibung mit Leinöl bei Herpes und Gürtelrose
- Kü-Ka-Lei-Wa bei Sodbrennen
- Leinöl für den Hormonhaushalt bei Wechseljahresbeschwerden
- Leinöl-Aufstrich mit Zwiebeln und Knoblauch
  für die ausreichende Nährstoffzufuhr
- Leinsamen ganz bei Darmträgheit
- Leinsamentee bei Heiserkeit und Husten
- Leinsamentee bei Reizmagen

Löwenzahn

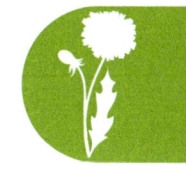

Eine wichtige Heilpflanze, die auf die Nieren, aber auch auf die Leber wirkt, ist der Löwenzahn (Taraxacum officinale). Löwenzahn wird in seiner Wirkung, ähnlich wie die Brennnessel, weit unterschätzt. Man braucht ja nur eine mit Löwenzahn übersäte Wiese anzuschauen – und merkt sofort die wohltuende Wirkung.

Zur Anwendung: Bereits die französische Bezeichnung *piss-en-lit* weist auf die harntreibende Funktion hin, ebenso der volkstümliche Begriff »Bettseicher«. Verwendet werden die oberirdischen Teile, aber auch die Wurzel.

Löwenzahn wirkt harntreibend, krampflösend, gallenfluss-, appetit- und stoffwechselanregend. Gut kann man Löwenzahn auch als Tee verwenden, am besten in einer Teemischung, denn allein ist er etwas bitter. Daneben gibt es im Handel einen Frischpflanzenpresssaft, der noch intensiver wirkt als der Tee. Löwenzahn lässt sich aber auch im Frühsommer und Sommer als Salat verwenden – pflück immer die jungen, zarten Blätter, gern auch die Blüten. Wildkräuter wie der Löwenzahn, ebenso wie Brennnessel, Spitzwegerich, Giersch und so weiter, sind schon allein wegen ihres Mineralstoffreichtums und ihrer Fülle an sekundären Pflanzenstoffen im Vergleich zu Kultursalaten eine enorme Bereicherung der täglichen Ernährung.

Die Wurzel enthält Schleimstoffe und – insbesondere bei den im Herbst geernteten Wurzeln – einen hohen Anteil an Inulin.

Bitte beachte: keine Anwendung bei Verschluss der Gallenwege, Gallenblasenerkrankungen, Darmverschluss. Anwendung bei Gallensteinleiden nur nach Rücksprache mit dem behandelnden Arzt.

Rezepte in diesem Buch:
- Frischpflanzensäfte: Löwenzahn, Artischocke und mehr zum Detoxen
- Löwenzahn bei Stimmungstiefs und depressiven Verstimmungen
- Löwenzahn in der Küche zum Detoxen

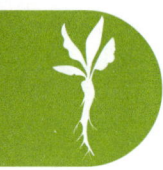

Meerrettich

Meerrettich gehört neben Zwiebel und Knoblauch wohl zu den verbreitetsten Heilmitteln aus der Gemüseabteilung. Zwiebel und Knoblauch hat man eigentlich immer im Haus, aber auch das Glas mit Meerrettich steht oft verlässlich im Kühlschrank, um seine Dienste nicht nur kulinarisch zu erweisen, sondern auch als Abwehr, wenn sich ein Infekt anbahnt.

Auch der Meerrettich enthält die in der Abwehr wirksamen Glucosinolate, die sich enzymatisch in aktive Wirkstoffe umwandeln.

Meerrettich ist stoffwechselanregend, verdauungsfördernd, leicht antibakteriell wirksam im Bereich der Atemwegsorgane und der ableitenden Harnwege. Verwende Meerrettich pur oder, wenn du ihn aus dem Glas nimmst, ohne Zusätze.

Bitte beachte: Vorsichtig dosieren, es können sonst Schleimhautreizungen auftreten!

Rezepte in diesem Buch:
- Hustensirup aus Gemüse
- Schneller Meerrettichsirup bei Erkältungen

Petersilie

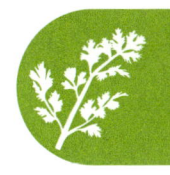

Petersilie ist ein zu Unrecht unterschätztes Küchenkraut und neben den vielen exotischen und mediterranen Kräutern ins Hintertreffen gerückt – leider! Denn Petersilie ist durch die Kombination von Chlorophyll, Eisen und Vitamin C ein guter Mineralien- und Vitamin-C-Spender. Frische Petersilie eignet sich zum Würzen von Suppen, Soßen, Salaten, Gemüse und vielem mehr. Sie unterstützt die Nierentätigkeit und Wasserausscheidung. Daher sollte der Konsum auch nicht übertrieben werden!

Die Petersilienwurzel als Gemüse stammt von einer anderen Petersilienart als diejenigen, deren oberirdisches Kraut als Küchenkraut zum Einsatz kommt wird: Verwendet wird vielmehr die fleischige Wurzel der Pflanze. Im Vergleich zur Pastinake schmeckt die Wurzelpetersilie etwas kräftiger. Petersilie ist mit dem Sellerie verwandt, das merkt man durchaus auch am Geschmack. Auch hier gilt wie beim oberirdischen Kraut: Petersilie regt die Nierentätigkeit an und sollte nicht bei gesundheitlichen Problemen mit den Nieren genossen werden.

Bitte beachte: kein übermäßiger Genuss in der Schwangerschaft!

Rezepte in diesem Buch:
- Basische Gemüsesuppe zum Detoxen
- Basissuppe für den warmen Bauch bei Kältegefühl
- Karotten-Sellerie-Spinat-Petersilie-Saft
  in Belastungsphasen und bei Stress
- Petersilie-Zitronen-Knoblauch-Booster
  für die ausreichende Nährstoffzufuhr

Pfefferminze und andere Minzearten

Die Pfefferminze hat eine große Verwandtschaft von circa achtzig aromatischen Minzearten; das merkst du schnell, wenn du im Gartenmarkt nach Pflänzchen für Garten oder Fensterbank suchst. Da gibt es Krauseminze, Poleiminze, Wasserminze, Bergminze, Katzenminze, Nanaminze und so fort.

Die Pflanze wächst auf feuchtem, humusreichem Boden. Wer sie ins eigene Beet pflanzen will: Achtung, die Minzen wuchern und breiten sich radikal aus!

Als Heilmittel wirkt Pfefferminze belebend, anregend, krampflösend, sie fördert die Gallenproduktion und die Verdauung. Verantwortlich dafür ist das enthaltene Menthol, außerdem die typischen Gerbstoffe der Pflanzenfamilie Lippenblütler (Lamiaceen). Die Pfefferminze wirkt kühlend und schmerzlindernd durch eine Stimulation der Kälterezeptoren.

Eingesetzt wird die Pfefferminze als Tee innerlich bei krampfartigen Beschwerden im Magen-Darm-Trakt sowie im Bereich der Gallenblase und der Gallenwege, traditionell bei Übelkeit, Brechreiz und Erbrechen (vorausgesetzt, man nimmt gerade keine homöopathischen Medikamente ein – dann ist die Pfefferminze zu meiden). Zudem hat die Pfefferminze nachweisbar eine positive Wirkung auf die Fettverdauung.

Bitte beachte: Pfefferminze bei Gallensteinleiden nur in Rücksprache mit dem Arzt einsetzen! Keine Anwendung von Pfefferminzöl bei Kindern unter drei Jahren.

Rezepte in diesem Buch:
- Abwaschung mit Pfefferminztee bei Hitzegefühl (Fieber)
- Anregender Majoran-Bohnenkraut-Tee in Belastungsphasen und bei Stress
- Pfefferminztee bei Übelkeit
- Tee gegen Übelkeit in der Schwangerschaft bei Menstruationskrämpfen

Rote Bete

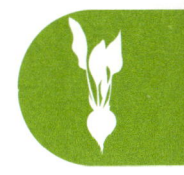

Rote Bete ist seit jeher ein wichtiges Heilmittel in der Volksmedizin. Dies darf nicht verwundern: Nach der Signaturenlehre, die wir insbesondere mit Paracelsus verbinden, verbarg sich in den Pflanzen ein geheimes Zeichen, das dem Kundigen die Anwendung zeigt (*signatura* ist das lateinische Wort für »Siegelzeichen, Unterschrift«). Dabei spielten auch Farben eine Rolle: Alles, was tiefrot war, wurde dem Blut zugeordnet. So auch die Rote Bete. Tatsächlich gibt es viele Kulturen – Osteuropa und Russland voneweg –, die Rote Bete als wichtigen Bestandteil in ihre Ernährung integriert haben. In der Klostermedizin hatte die Rote Bete, die mit dem Mangold verwandt ist, einen wichtigen Stellenwert.

Rote Bete enthält Nitrat, das im Körper in Nitrit umgewandelt wird. Dieses Nitrit ist im Übermaß gesundheitsschädigend. In geringer Menge wirkt Nitrat günstig und hat interessanterweise einen leicht blutdrucksenkenden Effekt. Die Einnahme von Rote Bete oder auch Rote-Bete-Saft oder -Gemüsemost kann also dazu beitragen, den Blutdruck etwas zu senken, wenn er erhöht ist.

Bitte beachte: Unter den Gemüsen hat die Rote Bete einen relativ hohen Zuckergehalt. Der Nitratgehalt wie auch der Gehalt an Oxalsäure sprechen dafür, nicht zu viel Rote Bete zu konsumieren und das gekochte Gemüse nicht aufzuwärmen. Bei Neigung zu Nierensteinen und bei Magenerkrankungen sollte man Rote Bete und Mangold nicht essen. Auch für Säuglinge ist das Gemüse aufgrund des Nitratgehaltes eher ungeeignet. Gerade bei diesem Gemüse ist die Bio-Qualität besonders wichtig!

Rezepte in diesem Buch:
- Rote-Bete-Most für die Darmflora bei Müdigkeit und Erschöpfung
- Rote-Bete- und Gemüse-Most für die Darmflora zum Detoxen
- Saft aus Karotten, Roter Bete und Gurke zum Detoxen

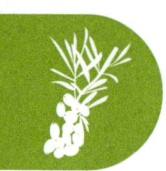

Sanddorn

Sanddorn kennt man von der Nord- und Ostseeküste. Dennoch wächst der anspruchslose Strauch auch an anderen Orten auf sandigem Boden. Ob er in deiner Nähe vorkommt, kannst du im Internet nachschauen. Wenn du Früchte vom Baum weiterverarbeiten möchtest, dann frier sie zunächst ein, und zwar mitsamt dem Zweig. Danach werden die Sanddornfrüchte getrocknet. Im Handel gibt es Sanddorn-Muttersaft ohne Zucker oder Honigzusatz.

Die Früchte enthalten in ihrem Fruchtfleisch nicht nur besonders viel Vitamin C – zehnmal mehr als Zitronen –, sondern auch rotes Fruchtfleischöl und ein farbloses Öl in den Kernen. Das Fruchtfleischöl ist aus medizinischer Sicht interessant, es hat eine hautpflegende und -regenerierende Wirkung, unterstützt die Abwehr der Haut und schützt vor UV-Strahlung. Es wird bei Hauterkrankungen wie Neurodermitis eingesetzt, Verbrennungen und sogar bei Pigmentstörungen und auch bei Herpes, und zwar Lippenherpes wie Herpes Zoster (Gürtelrose), empfohlen, außerdem bei trockenen Augen oder Schleimhauterkrankungen des Verdauungssystems. Bei einer trockenen Mundschleimhaut beispielsweise bietet sich die Einnahme von Sanddorn-Fruchtfleischöl besonders an (nicht zu verwechseln mit Sanddorn-Pflegeöl [enthält Kernöl, kein Fruchtfleischöl]).

Sanddorn-Fruchtfleischöl ist auch das Mittel der Wahl bei Schleimhauterkrankungen der Genitalschleimhäute, zum Beispiel bei trockener Vaginalschleimhaut in den Wechseljahren.

Bitte beachte: Halte vor solchen Anwendungen Rücksprache mit deiner Ärztin oder deinem Arzt.

Rezepte in diesem Buch:
* Holunderblütensirup mit Sanddornsaft bei Erkältungen
* Sanddornmuttersaft bei Anfälligkeit für Infekte

Sauerkraut und »Fermentos«

Sauerkraut ist ein besonders günstiges, einfaches vergorenes Lebensmittel, tendenziell gelten die Empfehlungen aber auch für andere sogenannte Fermentos, also Nahrungsprodukte, bei denen Mikroorganismen die Regie übernommen und für die Fermentation gesorgt haben.

Milchsauer vergorenes Gemüse und Gemüsemost sind extrem gesund. Die Milchsäurebakterien – sie wurden übrigens zwar zuerst in der Milch gefunden, haben aber ansonsten nichts mit tierischen Produkten zu tun und sind auch in veganen Lebensmitteln unbedenklich – bauen die Bakterienflora auf.

Sauerkraut liefert zudem auch noch Vitamin C (und Vitamin B_{12}), die Vitamine A, B, K, Mineralstoffe und Milchsäure. Es ist sehr kalorienarm (circa 20 Kilokalorien pro 100 Gramm) und enthält praktisch kein Fett. Sauerkraut wirkt leicht abführend (Sauerkrautsaft deutlich stärker). Es sollte, möchte man die gesundheitsfördernden Eigenschaften vor allem im Hinblick auf die Milchsäure ausnutzen, roh gegessen oder nur leicht erhitzt werden. Interessanterweise nimmt der Vitamin-C-Gehalt beim Sauerkraut, wenn man es köchelt, zu statt ab!

Sauerkraut wirkt einer Darmträgheit und gärungsbedingten Magen-Darm-Beschwerden entgegen, hilft beim Aufbau der Darmflora – und dies kommt in aller Regel auch anderen Erkrankungen zugute.

Bitte beachte: Sauerkraut in hoher Menge kann bei histaminempfindlichen Menschen zu Reaktionen führen, außerdem wirkt insbesondere Sauerkrautsaft wie gesagt abführend. Hier also vorsichtig an die Dosierung herantasten. Eine übermäßige Einnahme von Sauerkraut kann zu lokalen Entzündungen und Durchfall führen.

Marcumar-Patienten sollten vor der gezielten Anwendung von Sauerkraut beziehungsweise Sauerkrautsaft mit dem Arzt oder der Ärztin sprechen.

Rezepte in diesem Buch:
* Sauerkraut und »Fermentos« für die ausreichende Nährstoffzufuhr
* Sauerkrautsaft bei Durchfall

Schnittlauch und Lauch

Schnittlauch und Lauch gehören zu den Lauchgewächsen, sind mit der Zwiebel und dem Knoblauch verwandt und enthalten wie sie die scharfen, aber gesunden Glucosinolate.

Schnittlauch enthält viele Mineralien und Spurenelemente, daneben Vitamin C. Der Vitamin-C-Gehalt kann sogar den der Zitrone übersteigen. Außerdem finden wir im Schnittlauch Chlorophyll. In der Volksmedizin ist seine Wirkung als harntreibend, blutbildend, appetitanregend und verdauungsfördernd bekannt.

Der Schnittlauch ist – wie der Bärlauch – ein »Blattgewürz«. Hier werden, anders als beim Knoblauch oder der Zwiebel, nicht die unterirdischen Knollen verwendet, sondern die oberirdischen, röhrenartigen Blätter.

Schnittlauch wird total unterschätzt – er schmeckt fantastisch in Kräuter-»Butter«, zu Pasta, zu Kartoffeln, in Soßen. Oder eben, wie in unserem Hausmittel, dick gestreut auf einer Scheibe Brot.

Gut kannst du Schnittlauch auf dem Balkon ziehen oder in einem Töpfchen. Wichtig dabei: Bleibt das Schneiden der Blätter aus, beginnt er zu blühen. Dabei verliert er sein typisches Aroma. Allerdings darf er auch nicht zu tief geschnitten werden, dann verwelken die Blätter.

Rezepte in diesem Buch:
* Schnittlauchbrote bei Anfälligkeit für Infekte

Senf

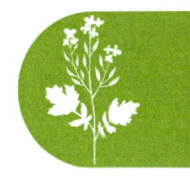

Senf wird aus den Körnern von weißem, braunem oder schwarzem Senf hergestellt. Senf gehört – wie die Kohlarten und die Kressen – zu den Kreuzblütlern. Die Vertreter enthalten sogenannten Glucosinolate, die keimmindernd und antibakteriell wirken und zudem die Eiweißverdauung verbessern.

Die unterschiedlichen Schärfegrade entstehen durch die Verwendung unterschiedlicher Senfsorten, den Mahlgrad der Körner und dadurch, welcher Most oder Essig für die weitere Herstellung genutzt wird. Zusätzlich gibt es viele andere Zutaten, die über das besondere Aroma einer Senfsorte entscheiden – von Zucker über Karamell, Honig, Meerrettich, Estragon bis zu Zitronensaft, Tomaten, Orangen, Birnen, Feigen und vielem mehr. Manche Läden haben sich, wie der Berliner Senfsalon, ganz auf die Zubereitung verschiedenster Senfarten spezialisiert. In Köln zum Beispiel gibt es ein Senfmuseum, dessen Besuch sich allemal lohnt!

Senf ist – ähnlich wie Meerrettich – ein Lebensmittel, das auch gute Dienste für die Gesundheit leistet: um das Immunsystem zu stärken oder einer Erkältung vorzubeugen. Bereits Hippokrates soll das Senfkorn als »inneren Reiniger« bezeichnet haben. Deshalb möchten wir dir empfehlen, Senf neu zu entdecken, in seinen verschiedenen Geschmacksrichtungen, auf Brot, in Sandwiches oder auch einfach mal so: ein Löffel Senf, wenn sich ein Infekt anbahnt.

Äußerlich werden Senf und vor allem Senfmehl für Auflagen, Wickel und Bäder eingesetzt.

Rezepte in diesem Buch:
* 1 Löffel Senf bei Erkältungen
* Senfmehl-Fußbad bei Nasennebenhöhlenentzündung

Sonnenblumen-
und andere Öle

In vielen Systemen der Heilkunde, zum Beispiel im Ayurveda, spielen innerliche und äußerliche Behandlungen mit Öl eine außerordentlich große Rolle. Durch das Öl wird befeuchtet, genährt, gereinigt und entgiftet.

Die wichtigsten regionalen Öle sind die folgenden:

- *Sonnenblumenöl* schmeckt leicht nussig, enthält viele mehrfach ungesättigte Fettsäuren, vor allem Linolsäure. Linolsäure unterstützt die Funktion der Zellmembran.
- *Maiskeimöl* wird aus den fettreichen Keimen des Maiskorns hergestellt. Das Öl hat einen neutralen Geschmack. Es sollte, wie alle Öle mit einem hohen Anteil von mehrfach ungesättigten Fettsäuren, nicht erhitzt werden.
- *Walnussöl* hat einen starken Eigengeschmack und enthält mehrfach ungesättigte Fettsäuren (Linol- und Linolensäure), außerdem die »Nervenvitamine« Vitamin B_1, B_2 und B_6.
- *Weizenkeimöl* ist ausgesprochen Vitamin-E-haltig. Es macht die Haut geschmeidiger und weicher und fördert deren Neubildung. Da auch Weizenkeimöl in hohem Maße mehrfach ungesättigte Fettsäuren enthält, sollte es ebenfalls nicht stark erhitzt werden.

Bitte beachte: Leg gerade bei Öl immer Wert auf gute Qualität. Bewahr es in dunklen Flaschen und am besten im Kühlschrank auf. Dadurch kann das Öl unten in der Flasche fest werden und ausflocken. Das hat etwas mit dem Anteil der einfach ungesättigten Fettsäuren zu tun, ist aber ohne Einfluss auf die Qualität. Da bei veganer Ernährung auf ein gutes Verhältnis von Omega-6- zu Omega-3-Fettsäuren zu achten ist, verwende nicht ausschließlich Sonnenblumen- und Maiskeimöl, sondern schließe Raps-, Oliven- und Leinöl (und Walnussöl) in deine Ernährung ein.

Rezepte in diesem Buch:

- 1 TL Leinöl täglich bei Stimmungstiefs und Depressionen
- Bäuchleinöl selbst gemacht bei Blähungen
- Betupfen mit Johanniskrautöl bei Herpes und Gürtelrose
- Einreibung mit Leinöl bei Herpes und Gürtelrose
- Gesichts- und Körperöl mit Apfel für die Hautpflege
- Johanniskrautöl selbst gemacht bei Stimmungstiefs und Depressionen
- Johanniskrautöl, erwärmt bei Nackenschmerzen
- Leinöl für den Hormonhaushalt bei Wechseljahresbeschwerden
- Ölziehen I bei Anfälligkeit für Infekte
- Ölziehen II bei Aphthen und Mundschleimhautentzündung
- Würzöl mit Bohnenkraut für die ausreichende Nährstoffzufuhr

Thymian

Der Thymian, dessen Name sich vermutlich vom griechischen *thymíama* (Räucherwerk) ableitet, wird historisch einerseits als Hustenpflanze, andererseits als allgemein reinigende Pflanze beschrieben.

Thymiankraut kann zu Recht als das »Seuchenkommando« unter den Heilpflanzen bezeichnet werden. Das ätherische Öl mit den Hauptbestandteilen Thymol und Carvacrol hat eine ausgeprägte antimikrobielle Wirkung, es wirkt hemmend auf viele Krankheitserreger und Mikroorganismen wie beispielsweise Bakterien, Hefen oder Schimmelpilze.

In den Atemwegen wird durch das ätherische Öl des Thymians die Bewegung der feinen Flimmerhärchen auf der Bronchialschleimhaut erhöht, dadurch verbessert sich auch ihre Transportkapazität: Es kommt zu einem leichteren Abhusten des Auswurfes. Aber auch als verdauungsfördernde Pflanze hat das Thymiankraut in der Heilkunde – und in der Küche – einen festen Platz.

Rezepte in diesem Buch:
- Brot mit Knoblauch, Thymian und Salz bei Erkältungen
- Das schnelle Kräutersalz für das Inhalieren bei Erkältungen
- Teemischung mit Engelwurz bei Kältegefühl
- Thymiantee bei krampfartigem Husten

Walnüsse

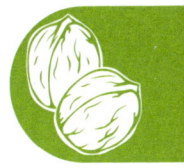

Kerne und Saaten sind wichtige Öllieferanten. Unter dem Aspekt der Klima- und Erdfreundlichkeit hat hier die Walnuss eine besondere Bedeutung, hat der Walnussbaum in Deutschland doch eine lange Tradition.

Vor dem Hintergrund der bereits genannten Signaturenlehre (siehe Rote Bete) wurde schon früh in der Medizingeschichte aufgrund der Ähnlichkeit ein Bezug zwischen der Walnuss und dem menschlichen Gehirn hergestellt. Entsprechend wurde sie als Nervennahrung und bei depressiven Verstimmungen eingesetzt.

Aus heutiger Sicht kann die Wirkung der Walnuss zurückgeführt werden auf einen hohen Fettanteil, reichlich Omega-3-Fettsäuren, essenzielle Aminosäuren wie Arginin, Methionin, Phenylalanin und Tryptophan, außerdem Biotin, Vitamin B_5, Vitamin E und Phytosterine, Eisen, Kupfer, Mangan und Fluorid.

Die Tinktur aus den grünen Walnussschalen, die den Wirkstoff Juglon enthält, wurde in der Volksmedizin zur Stärkung, Entgiftung und gegen die unterschiedlichsten Beschwerden eingesetzt.

Walnussblätter enthalten circa 10 Prozent Gerbstoffe, wirken zusammenziehend (adstringierend) und sekretionshemmend, antientzündlich, leicht betäubend und juckreizstillend. Wissenschaftlich anerkannt ist die Anwendung von Walnussblättern gegen leichte, oberflächliche Entzündungen der Haut und übermäßiges Schwitzen. Belegt ist auch die Wirkung gegen verschiedene Krankheitskeime.

Bitte beachte: Auf Walnüssen können Schimmelpilze wachsen, die krebserregende Aflatoxine bilden.

Rezepte in diesem Buch:
- Raw-Food-Energiebällchen in Belastungsphasen und bei Stress
- Paste aus Trockenpflaumen, Walnüssen und Lebkuchengewürz bei Darmträgheit
- Wildkräuterpesto bei Müdigkeit und Erschöpfung

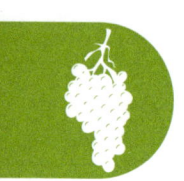

Weintrauben

Trauben sind ein wunderbares Obst! Sie sind energiereich, enthalten viel Zucker, B-Vitamine, Folsäure, Vitamin C, Magnesium, Kalium und Mangan. Daneben haben die roten Trauben Farbstoffe, sogenannte Polyphenole, die gut für Herz und Kreislauf sind. Das Polyphenol Resveratrol ist entzündungsmindernd und wirkt einer Thrombose entgegen. Der Polyphenolgehalt hängt stark von Sorte, Boden und – beim Traubensaft oder Wein – von der Herstellungsweise ab.

Rotwein ist gerbstoffreich. Die Schale von Trauben ist ballaststoffreich, sie enthält vor allem den Quellstoff Pektin. In den Traubenkernen finden sich Fettsäuren, Ellagsäure und Procynidine.

Traubensaft ist ein altes Stärkungsmittel, ebenso Wein, hier vor allem Rotwein. Trauben und Traubensaft sind daher auch gute Mitbringsel für Menschen, die sich stärken müssen.

In der Naturheilkunde sind Traubenkuren bekannt, bei denen über Tage bis Wochen Trauben gegessen werden.

Interessant für die Heilkunde sind auch Weinlaubblätter. Sie werden traditionell gegen Ödeme, Entzündungen und zur Vorbeugung einer Thrombose eingesetzt.

Rosinen sind getrocknete Trauben. Sie sind ein sehr gutes Süßungsmittel, wenn man auf raffinierten Zucker verzichten möchte, und sie enthalten Eisen, Ballaststoffe, Kalzium und Phosphor.

Bitte beachte: Iss die Traubenkerne ruhig mit, sie haben viele gesunde Inhaltsstoffe. Trauben sollten immer ungespritzt gekauft werden.

Rezepte in diesem Buch:
- Eisenreicher Rosinentrank
  für die ausreichende Nährstoffzufuhr
- Rosinen-Apfel-Tee in Belastungsphasen und bei Stress
- Süßholzwein bei Heiserkeit und Husten
- Warmer Holunderbeersaft mit Rosinen und
  Gewürzen bei Müdigkeit und Erschöpfung

Wildkräuter

Dieses »Porträt« bezieht sich nicht auf ein einzelnes Wildkraut – nein, es will dafür werben, rauszugehen, auf die Wiese, in die Natur, irgendwohin, wo weder viele Autos fahren noch viele Hunde herumlaufen, und einfach zu pflücken: Brennnessel, Gänseblümchen, Giersch, Löwenzahn, Schafgarbe, Spitzwegerich, Vogelmiere, Wegerich – sie alle sind relativ einfach zu erkennen. Dennoch ist es besser, zunächst etwas Wissen anzusammeln und sich von einem wildkräuterkundigen Menschen einführen zu lassen.

All diese Pflanzen kannst du in einen Smoothie tun, in den Salat, oder du machst eine Art Salsa oder Pesto. Wundere dich nicht: Wildkräuter sind etwas bitterer als Basilikum und schmecken herber. Am aromatischsten sind die bereits genannten Kräuter Löwenzahn oder – im Frühjahr – Bärlauch. Mit ihnen kann man eigene Pestos herstellen. Die anderen Wildkräuter würden wir in der Mischung mit Basilikum empfehlen.

Bitte beachte: Am meisten musst du bei der Schafgarbe aufpassen, da es giftige Pflanzen gibt, die ähnlich aussehen – zumindest, was die Blüten angeht. Achte bei der Schafgarbe vor allem auf die Blätter, überprüf das am besten in einem Bestimmungsbuch. Verwechslungsgefahr besteht auch bei Bärlauch mit giftigen Maiglöckchen.

Rezepte in diesem Buch:
- Bärlauchpesto zum Detoxen
- Bittersmoothie bei Müdigkeit und Erschöpfung
- Brennnessel in der Küche zum Detoxen
- Brennnesseltee zum Detoxen
- Brennnesselteemix für jeden Tag für die ausreichende Nährstoffzufuhr
- Frischpflanzensäfte: Löwenzahn, Artischocke und mehr zum Detoxen
- Johanniskrautöl selbst gemacht bei Stimmungstiefs und depressiven Verstimmungen
- Löwenzahn bei Stimmungstiefs und depressiven Verstimmungen
- Löwenzahn in der Küche zum Detoxen
- Schafgarbentee bei Müdigkeit und Erschöpfung
- Wildkräuterpesto bei Müdigkeit und Erschöpfung

Zitronenmelisse

Die Zitronenmelisse – auch »Melisse« genannt – ist eine besonders angenehme Heilpflanze. Sie kann sehr gut frisch verwendet werden und lässt sich leicht auf der Fensterbank oder dem Balkon ziehen. Verwendet werden die Blätter. Sie enthalten ätherisches Öl, Gerbstoffe und Farbstoffe, wirken verdauungsfördernd, beruhigend, krampflösend. Die Melisse ist als Heilpflanze Melissa officinalis immer dann von Bedeutung, wenn es um Stress und Anspannung in Verbindung mit dem vegetativen Nervensystem und auch der Denkleistung geht. Du kannst Melisse als Tee verwenden oder natürlich auch als Frischpflanze, zum Beispiel im Smoothie oder als Melissenwasser.

Der Tee wird eingesetzt bei nervös bedingten Beschwerden in Verbindung mit Ängsten, Gefühlen von Sorge, Stress und vegetativen Symptomen wie Herzklopfen, Kopfschmerzen, nervösen Magenschmerzen, Schlafstörungen und so weiter, außerdem bei Erschöpfung. Und auch im Smoothie oder – quasi in homöopathischer Dosierung und für den Geschmack – als Melissenwasser geht die Wirkung in diese Richtung.

Bekannt ist auch der »Klosterfrau Melissengeist«, der jedoch neben der echten Melisse das ätherische Öl des Zitronengrases verwendet, welches auch als »Indische Melisse« bezeichnet wird.

Rezepte in diesem Buch:
- Melissentee und -wasser bei Nervosität
- Anregender Majoran-Bohnenkraut-Tee
  in Belastungsphasen und bei Stress

Zwiebeln

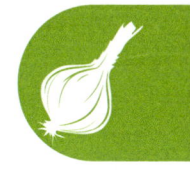

Die Zwiebel ist die älteste kultivierte Lauchart, bereits 4000 v. Chr. bauten die Chaldäer Zwiebeln an, ägyptische Wandmalereien in Tempeln und Funde in Grabkammern liefern ein Zeugnis, wie sehr die Pflanze verehrt wurde.

Die Zwiebel wächst als unterirdischer Spross und bildet nach und nach ihre Blätter. In ihnen werden alle wichtigen Nährstoffe gespeichert. Eigentlich sind diese Nährstoffspeicher dafür gedacht, die Pflanze selbst, mit der Blüte, zu versorgen. Uns dienen sie als Heil-, aber eben auch als Lebensmittel.

Zwiebeln wirken entzündungsmindernd und antibakteriell, blutfett- und blutdrucksenkend, antiasthmatisch und antiarteriosklerotisch. Bei den wirksamen Inhaltsstoffen handelt es sich um Farbstoffe, insbesondere die gefäßwirksamen Flavonoide, zahlreiche Mineralien und Spurenelemente sowie viel Vitamin C und Vitamine der B-Gruppe. Wie beim Knoblauch liegen Senföle in Vorformen in der Zelle vor. Erst wenn die Zwiebel zerschnitten wird und die einzelnen Inhaltsstoffe, die zuvor fein säuberlich in verschiedenen Zellkompartimenten untergebracht waren, miteinander reagieren, werden die endgültigen Senföle gebildet.

Zwiebeln werden als Heilmittel vor allem als pflanzliches Antibiotikum eingesetzt. Der regelmäßige Genuss von Zwiebeln wirkt sich positiv auf den Blutdruck und das Blutbild aus und beugt somit auch Gefäßerkrankungen vor. Neben dieser innerlichen Einnahme spielte die Zwiebel stets auch als Mittel für äußerliche Auflagen, zum Beispiel bei Insektenstichen, eine große Rolle in der Naturheilkunde.

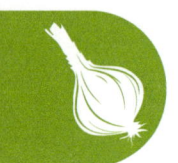

Rezepte in diesem Buch:
- Einreibung mit Zwiebelsaft bei Narben
- Husten-Zwiebelsalbe
- Schneller Zwiebelhustensaft
- Zwiebel neben's Bett bei Anfälligkeit für Infekte
- Zwiebel zum Einreiben bei Insektenstichen
- Zwiebel-Apfel-Saft bei Heiserkeit und Husten
- Zwiebeldampf bei Heiserkeit und Husten
- Zwiebelhustensaft
- Zwiebelsäckchen bei Ohrenschmerzen
- Zwiebelsirup nach Pfarrer Künzle bei Heiserkeit und Husten

Medizin aus der Küche
mit regionalen Lebensmitteln

Ist es nicht großartig, dass diese Lebensmittel nicht nur satt machen, dass man mit ihnen sich selbst und die Erde gesund essen, sondern sie auch richtig als »Medizin« einsetzen und weiterverarbeiten kann? Kein Wunder, sind doch viele Kräuter und Gewürze Arzneipflanzen. Die »Medizin aus der Küche« ist genau das, was seit frühesten Zeiten zur Verfügung stand – als Nahrung, aber eben auch als Heilmittel. Der nächste Arzt hingegen wohnte oft weit entfernt. Doch es gab mehr als heute ein Wissen darüber, was man mit all diesen Schätzen der Natur auch im Krankheitsfall machen konnte, und die Menschen gingen wohl erst einmal in den Vorratskeller, in den Gemüsegarten, in die Natur.

Unser Anliegen ist, dir auch diese Seiten der regionalen und saisonalen Lebensmittel vorzustellen. Da du Wissen sammelst, bist du nicht völlig hilflos, wenn die nächste Erkältung oder die nächste kleine Magenverstimmung kommt. Du weißt, wie du deine Gesundheit stärken kannst. Du kannst auch im Krankheitsfall selbst etwas tun, unterstützend sogar bei schweren Erkrankungen bitte immer in Absprache mit dem Arzt. All diese Stärkungsmittel, Suppen und Tees stabilisieren dich also ganz allgemein und vor allem dann, wenn du angeschlagen bist oder wenn eine Belastungszeit auf dich zukommt. Du kannst dann etwas entgegenhalten mit den Rezepten, die du im dritten Teil dieses Buches findest.

Die naturheilkundliche Selbsthilfe, wie sie sich hier im Rezeptteil findet, ist in Kombination mit einer Ausrichtung des Lebensstils oft (wenn wir es nicht mit hochakuten oder schweren Erkrankungen zu tun haben) ein guter Einstieg in die Selbstbehandlung und ein sinnvoller Beitrag von deiner Seite aus.

Im Einzelnen findest du im folgenden Rezeptteil wahre Schätze für deine Gesundheit, als da wären:

- leckere gesunde Basics für jeden Tag, so wie die Buchweizen-Knusper-Toppings, die Grünkohlchips, das Habermus von Hildegard von Bingen, eine schnelle Abendsuppe oder diverse wärmende Tee-mischungen;
- viele Tipps und Rezepte zum Entgiften, Detoxen und zur Stärkung, darunter Ayurveda-Wasser, basische Süppchen, Gemüsemost, Gers-tenwasser oder Entlastungstage mit grünen Bohnen oder Pellkartof-feln;
- Rat und köstliche Tat bei Allgemeinbeschwerden wie Kältegefühl, Müdigkeit, Abgeschlagenheit;
- Tipps für die Nerven, hier zu Stresszeiten, bei einem Stimmungstief oder Nervosität;
- Vorschläge für Beschwerden am Kopf (Augen, Ohren, Nase, Mund);
- vieles rund um dein Abwehrsystem, Vorschläge, um dein Immun-system bei Erkältungen und fieberhaften Erkrankungen zu stärken;
- Gutes für die Atemwege bei Husten und Heiserkeit;
- alles rund um Magen und Darm, Muskeln und Knochen, Blase und Niere, Frauenbeschwerden, Haut und Haare sowie
- einige Tipps für die Schönheitspflege.

Die Volksmedizin war immer erfinderisch. So wurden aus den Lebensmitteln die unterschiedlichsten Anwendungen gezaubert, zum Beispiel:

- heilende Süppchen
- Tees
- Tinkturen
- Öle
- Essige
- Pasten
- Auflagen
- Wickel

Zwischen Ernährung und Medizin

Wo hört Ernährung auf, und wo fängt Medizin an? Diese Frage ist nicht einfach zu beantworten. Ernährung ist *immer* Heilkunde – wir setzen unseren Körper aus dem zusammen, was wir essen, und die täglichen Gewohnheiten machen auf die Dauer eine wichtige Säule unserer Gesundheit aus.

Die Hausmittel, die du in diesem Buch findest, wären auf einem Spektrum, das von »Mahlzeit« bis »Arzneimittel« reichte, in aller Regel etwas »arzneilicher« als die »normalen« Kochrezepte. Da wird die Zwiebel für den Hustensaft eingesetzt, die Kartoffel für die Nackenauflage, die Bohnen werden bewusst nicht gesalzen, damit sie harntreibend wirken.

Aber natürlich, und darüber brauchen wir gar nicht zu diskutieren, haben Hausmittel einen niedrigeren Wirkstoffgehalt als aus der gleichen Heilpflanze hergestellte Arzneimittel. Eine Artischocke ist köstlich und freut unsere Leber, falls wir nicht zu viel olivenölhaltige Soße auf den Teller geben. Eine halbe Tasse vom Artischockenkochwasser ist schon wie eine kleine Trinkbrühe. Würden wir einen Frischpflanzenpresssaft der Artischocke im Reformhaus kaufen, dann wäre der Wirkstoffgehalt noch höher – und er wiederum würde von den standardisierten Arzneimitteln mit Artischockenextrakt getoppt werden.

Viele Vertreter der medizinischen Berufe sind seit jeher auf den Wirkstoffgehalt fokussiert. Hier schneidet ein Hausmittel schlechter ab, nicht nur, weil sein Wirkstoffgehalt niedriger, sondern weil er so unberechenbar und nicht standardisiert ist wie in den meisten Arzneimitteln. Das ist auch richtig. Aus Sicht des Wirkstoffgehaltes ist ein Arzneimittel stärker wirksam und vor allem sicherer und verlässlicher.

Mittlerweile weiß man aber, dass es noch viele andere Faktoren gibt, die zur Gesundheit und zur Gesundung beitragen: Das kann die wohltuende Wärme einer Anwendung sein, die Regelmäßigkeit und der Einsatz als Ritual (was Verlässlichkeit und Sicherheit signalisiert), die Fürsorge und Selbstfürsorge, die positive Erwartung an die Anwendung (»Das hat Oma immer gemacht, und das hat Opa immer geholfen«). All diese Faktoren helfen nachgewiesenermaßen synergetisch, sie stimulieren

Gehirnbereiche, die die gesamte Körperchemie zur Aktivierung der Selbstheilungskräfte animiert.

Wenn man darauf achtet, dass Hausmittel keine unerwünschten (Neben-) Wirkungen haben, und Risiken vermeidet – beispielsweise durch Anwendungsfehler oder Interaktionen mit Medikamenten –, dann hat mal also einen grundsätzlichen Nutzen durch diese ganzen unspezifischen, allgemeinen Faktoren, die die, wenn auch nicht ganz genau bestimmbare, Effizienz der pflanzlichen Wirkstoffe um deren Vielfaches erhöhen können.

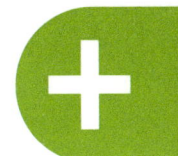

Nur zur Sicherheit: Grenzen der Selbsthilfe

Sosehr wir vegane Lebensmittel und ihren Gebrauch als Hausmittel schätzen, sei noch einmal darauf hingewiesen, dass sie einen großen und wichtigen, aber eben nur einen *Teil* des Spektrums an Behandlungsstrategien im Krankheitsfall abdecken. Sie sind *ein* grundlegender Baustein, der ausreichen kann, neben dem aber oft noch weitere erforderlich sind. Üblicherweise können sie bei leichten oder beginnenden Beschwerden als Erstmaßnahme eingesetzt werden, bei schwereren Beschwerden können sie häufig unterstützend wirken. Die Anwendung dieser Hausmittel ist von uns nicht als alleinige Maßnahme gedacht, sondern als *Teil* eines umfassenden Behandlungskonzepts, das neben einer gesunden Lebensführung im Allgemeinen gegebenenfalls auch die ärztliche Begleitung mit Arzneimitteln und akutmedizinischen Maßnahmen einschließt.

Das größte Problem im Umgang mit Hausmitteln – und damit auch mit den folgenden Rezepten der Küchenapotheke – liegt nicht in den Anwendungen selbst, sondern darin, dass möglicherweise Krankheiten verschleppt oder schwere Krankheiten nicht erkannt und erforderliche Therapien versäumt werden. All das kann kein noch so gutes Buch verhindern, sondern nur eine medizinisch ausgebildete Person. Es ist also mehr als ratsam, wenn du dir eine Ärztin oder einen Arzt suchst, die aufgeschlossen gegenüber der naturheilkundlichen Selbsthilfe und auch einer veganen Lebensweise sind und dann im Einzelfall abschätzen können, ob die hier beschriebenen Hausmittelanwendungen für dich in deiner speziellen Situation sinnvoll sind und ob sie erst einmal ausreichen oder durch andere Behandlungsstrategien ergänzt werden sollten. Immer muss man schauen, wie der Körper reagiert, ob die Maßnahmen guttun, ob es Nebenwirkungen gibt. Und vor allem: ob sie tatsächlich helfen und sich das Befinden bessert.

Im Zweifel solltest du grundsätzlich ärztlichen Rat einholen. Im Folgenden haben wir für dich aber noch einmal die Grenzen der Selbsthilfe aufgelistet, damit du schneller entscheiden kannst, wann du auf

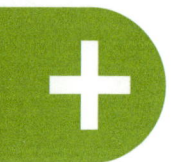

jeden Fall zum Arzt oder zur Ärztin musst beziehungsweise wann der Notarzt gerufen werden muss:

Behandle dich nur selbst, wenn
- es sich um leichte Beschwerden handelt,
- wenn du deine Krankheit kennst und
- wenn du dich in einem guten Allgemeinzustand befindest.

Sei besonders vorsichtig
- während der Schwangerschaft,
- in der Stillzeit,
- mit der Behandlung von Kindern und
- bei Senioren und Hochbetagten.

Achte besonders bei Letzteren auf Wechselwirkungen mit Medikamenten. Sprich in diesen Fällen *immer* mit dem behandelnden Arzt.

Informiere den Arzt über die bisher verwendeten Hausmittel. Schreib am besten auf, wann welche Beschwerden aufgetreten sind, welche Hausmittel du wann eingesetzt hast und wie sie gewirkt haben.

Such einen Arzt auf, wenn
- nach zwei bis drei Tagen keine Besserung eingetreten ist,
- sich die Beschwerden verschlechtern,
- es sich um unbekannte oder
- anhaltende Beschwerden, vor allem Durchfälle, handelt.

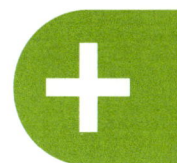

Ein sofortiger Arztbesuch ist angezeigt bei

- Bewusstseinstrübungen,
- Blässe und Kühle der Haut,
- einer deutlichen Verschlechterung der Beschwerden,
- Empfindungsstörungen,
- Herzschmerzen oder -stolpern,
- hohem Fieber,
- Krampfanfällen,
- Luftnot,
- plötzlichen Sehstörungen,
- Schmerzen in einem Bein,
- Schwellungen eines oder beider Beine,
- schwerem Krankheitsgefühl,
- Schwindel oder
- starken Schmerzen.

Der Notarzt muss gerufen werden bei

- akuter Luftnot,
- anhaltenden Krampfanfällen,
- Bewusstlosigkeit,
- Lähmungen,
- plötzlich auftretenden, heftigen Schmerzen,
- starken Blutungen oder
- dem Verdacht auf Schlaganfall oder Herzinfarkt (jede Minute zählt).

Im Zweifelsfall ruf lieber einmal zu viel als zu wenig beim Rettungsdienst an. Er kann helfen, die Lage einzuschätzen.

Teil 3:

Rezepte für deine Gesundheit

Vorbemerkung

Kommen wir nun zu den Rezepten, die dir zeigen, wie du mit einheimischen Lebensmitteln, Kräutern und Gewürzen gezielt etwas für deine Gesundheit tun und wirksame Hausmittel zubereiten kannst. Sie sind hier nach Indikationen geordnet, also häufigen Beschwerden oder Vorbeugungsmaßnahmen. Ein alphabetisch geordnetes Verzeichnis der Rezepte findest du im Anhang.

Die Rezepte sind nicht immer leicht zu portionieren – du findest auch viele Anregungen, diese Impulse überhaupt in deinen Alltag zu integrieren. Bitte verlass dich hier auch ein wenig auf dein Gefühl und deinen Geschmack.

Sozusagen als »Faustregel« gilt bei den Rezepten, dass die Mengenangaben für 2 Portionen beziehungsweise Personen berechnet sind, wenn nicht anders angegeben. Bei den Maßen beachte bitte Folgendes:
- Als Tasse wird eine Menge von 150 Milliliter gerechnet, als große Tasse 200 Milliliter respektive 0,2 Liter.
- Als Glas ebenso 150 Milliliter, als großes Glas 200 Milliliter.
- Mit »Teile« sind Gewichts-, nicht Volumenteile gemeint.

Bitte beachte: Neben einer zusätzlichen Rubrik mit wichtigen und/oder interessanten Infos findest du bei den Rezepten gelegentlich die Rubrik »Bitte beachte«. Das darin Gesagte solltest du unbedingt berücksichtigen, weil hier wichtige Hinweise wie Gegenanzeigen und potenzielle Gefahren bei unsachgemäßer Anwendung genannt sein können.

So, nun kann's aber losgehen. Wir wünschen dir viel Spaß und Erfolg beim Auswählen, Ausprobieren und Genießen unserer alltagserprobten leckeren und gesunden Rezepte!

Allgemeine Gesundheitsförderung

Vegane Ernährung ist nicht automatisch gesund. Äße man nur veganen Pudding oder vegane Pizza, litte man sicher bald an Mangelerscheinungen. Wer sich hingegen ausgewogen und bunt ernährt und auch bei einer veganen Ernährung darauf achtet, dass er die essenziellen Nährstoffe erhält, die üblicherweise durch tierische Produkte zugeführt werden, hat einen sehr gesunden Speisenplan mit einigen Vorteilen gegenüber durchschnittlicher Mischkoste (mehr Ballaststoffe, sekundäre Pflanzenstoffe, ungesättigte Fette).

Buchweizen-Knusper-Topping

Zutaten (für 1 Vorratsglas):

200 g Buchweizen	2 EL Sonnenblumenöl
100 g Sonnenblumenkerne	4 TL Zimt, Kardamom, Vanille (süß)
50 g Leinsamen	oder 4 TL Gewürzmischungen (würzig)
100 g Mandeln, gehackt	

Zubereitung:

Buchweizen 30 Minuten einweichen. Ofen auf 70 °C erhitzen. Buchweizen abtropfen, mit den anderen Zutaten mischen. Auf einem Bachblech verteilen (Backpapier). Die süßen Toppings kannst du über dein Müsli oder deinen Frühstücksbrei streuen, die herzhaften über Salate, Suppen oder Eintöpfe. Man kann sie aber auch einfach knabbern.

Info: Buchweizen ist ein wichtiger, glutenfreier und aromatischer Eiweißlieferant, optimal geeignet als ständiger Bestandteil in deiner Nahrung. Probier auch mal einen morgendlichen Brei, oder verwende Buchweizen als Beilage wie Reis oder Hirse.

Petersilie-Zitronen-Knoblauch-Booster

Zutaten (als Beilage):

1 Zitrone (bio)

2 Knoblauchzehen

2 Frühlings- oder Lauchzwiebeln

1 großes Bund glatte Petersilie

Zubereitung:

Zitrone heiß abwaschen. Zitronenschale fein abreiben. Saft pressen. Knoblauchzehen schälen, sehr fein hacken. Frühlingszwiebeln waschen, in sehr feine Ringe schneiden. Petersilie waschen, trocknen, fein hacken. Mit Zitronenschale, Zitronensaft, Zwiebelringen und Knoblauch mischen. In ein Glas geben, im Kühlschrank aufbewahren. Hält sich 2–3 Tage, sollte aber zügig verbraucht werden.

Info: Petersilie enthält Chlorophyll und Eisen in nicht unerheblichem Maße. Die Zitrone sorgt noch mal für eine Extraportion Vitamin C und fördert damit die Eisenaufnahme im Körper

Eisenreicher Rosinentrank

Zutaten:

½ Tasse getrocknete Aprikosen, ungeschwefelt

½ Tasse Rosinen

2 Tassen Wasser

Saft von ½ Zitrone

Zubereitung:

Die Aprikosen klein schneiden, mit den Rosinen über Nacht im Wasser einweichen. Am nächsten Morgen den Zitronensaft dazugeben und das Ganze pürieren. Genießen.

Info: Die Mischung hilft bei Blutarmut, Nährstoffmangel und Erschöpfung. Trockenfrüchte sind oft sehr mineralstoffreich und wirken dadurch basisch.

Weizenkleie als Eisenlieferant

Es ist wenig bekannt, aber die Weizenkleie enthält 15 mg Eisen pro 100 g und ist damit offenbar das eisenreichste Getreideprodukt. Allerdings – und das weiß jeder, der schon einmal zu viel Weizenkleie in sein Müsli gegeben hat – kann ein Übermaß an Kleie zu Bauchschmerzen und Krämpfen führen.

Denk an Weizenkleie als Eisenlieferant, und gib immer wieder etwas dazu, ob in das Müsli oder vor allem auch, wenn du Brot backen solltest.

Sauerkraut und »Fermentos«

Fermentierte Lebensmittel, zum Beispiel Sauerkraut, enthalten Vitamin B_{12} in geringer Menge und sollten daher regelmäßig verzehrt werden, ob als fertig eingelegtes Gemüse aus dem Bioladen oder Supermarkt oder in der Do-it-yourself-Variante, ob in europäischen oder asiatischen Varianten, ob allein hergestellt oder, wie es das zum Beispiel in Berlin gibt, im Rahmen einer Gemeinschaftsaktion.

Auch Bier, Gemüsemost, Brottrunk oder Kombucha enthalten wie alle vergorenen Lebensmittel Vitamin B_{12}. Die enthaltenen Milchsäurebakterien sind zudem gesund für den Darm. Sie besiedeln den Darm in eine positive Richtung.

Bitte beachte: Es handelt sich um geringe Mengen Vitamin B_{12}. Veganern ist eine Zufuhr in Form von Nahrungsergänzungsmitteln für orale (Tabletten, Kapseln) oder sublinguale (Lutschtabletten, Tropfen, Sprays) Vitamin-B_{12}-Aufnahme oder die Verwendung einer Vitamin-B_{12}-haltigen Zahnpasta zu empfehlen.

Info: Auch wenn es »*Milch*säurebakterien« heißt – diese Bakterien sind vegan. Sie wurden nur das erste Mal in der Milch gefunden, woher ihr Name rührt.

Brennnesselteemix
für jeden Tag

Zutaten:
Brennnesselblätter
Fenchel
Lemongras
Pfefferminzblätter
Süßholzwurzel
(zu gleichen Teilen in der Apotheke mischen lassen)

Zubereitung:
1 TL der Kräutermischung mit einer großen Tasse Wasser übergießen,
10 Minuten ziehen lassen, abseihen.

Info: Hier kommt es auf das Mischungsverhältnis an. Üblich sind Mischungen auf
100 Gramm. Wenn du gern Kräutertee trinkst, kannst du gleich auf 200 Gramm
mischen lassen.

Diese Teemischung kombiniert Arzneipflanzen, die einen gesundheitsfördernden
Aspekt haben, aber nicht so »arzneilich« sind, dass man sie nur im Krankheitsfall
einnehmen sollte oder sie einfach zu stark wären. Im Gegenteil: Brennnessel,
Pfefferminze, Fenchel sind angenehme Heilpflanzen, Lemongras sorgt für einen
besseren Geschmack, und die Süßholzwurzel – wenn du sie magst – verbessert noch
die Aufnahme der anderen pflanzlichen Inhaltsstoffe. Sehr gern kannst du hier aber
auch einfach ein wenig selbst experimentieren.

Grünkohlchips

Zutaten:

250 g Grünkohl
2 EL Olivenöl
etwas Meersalz

Zubereitung:

Ofen auf 80 °C vorheizen. Geputzten Grünkohl in kleine Stücke zupfen (so groß wie ein Kartoffelchip). Blätter mit Olivenöl und Meersalz in eine Schüssel geben und durchkneten, sodass alle Blätter mit dem Olivenöl benetzt sind. Mit etwas Abstand auf ein Backblech (Backpapier) legen und 45 Minuten im Ofen backen, dabei Holzlöffel in die Tür klemmen, damit sie etwas offen steht, oder ab und zu die Backofentür öffnen – beides dient dazu, dass der Dampf entweicht. Die Chips sind fertig, wenn sie knusprig sind.

Info: Grünkohl ist der alte/neue Held am Gemüsehimmel. Denn er hat alles, was das Herz begehrt: einheimisch, gesund, günstig, viele Ballaststoffe, viele Vitamine, viele sekundäre Pflanzenstoffe – und viel Kalzium. Und dass Grünkohl seit einiger Zeit auch auf dem internationalen Markt noch mal in ganz anderer Form in den Fokus und in die Regale der Bio-Supermärkte gerutscht ist, eben als Chips, hat noch einen weiteren guten Effekt: Im Angebot ist nicht nur mehr gesunder Grünkohl, sondern so lässt sich auch der Genuss anderer, weniger gesunder Snacks leichter reduzieren.

Leinöl-Aufstrich
mit Zwiebeln und Knoblauch

Zutaten (für 1 Vorratsglas):

70 ml Leinöl

1 Zwiebel

2 EL Olivenöl

125 g veganes Streichfett

4 Knoblauchzehen

Salz und Pfeffer nach Bedarf

Gewürze nach Bedarf

Zubereitung:

Das Leinöl in ein Schraubglas geben, zuschrauben. Das Glas in das Tiefkühlfach des Kühlschrankes stellen. Zwiebel schälen und in grobe Stücke schneiden. Das Olivenöl und das vegane Streichfett erwärmen, Zwiebelstücke darin etwa 5–10 Minuten auf kleiner Flamme andünsten (sie sollten nicht braun werden). Die Knoblauchzehen schälen, in grobe Stücke schneiden, Salz, Pfeffer und andere Gewürze hinzufügen, ebenfalls einige Minuten dünsten. Das Leinöl aus dem Tiefkühlfach nehmen, das Zwiebel-Knoblauch-Gemisch durch ein Sieb in das kalte Leinöl gießen, umrühren. Je nach Bedarf in kleinere Gläser füllen, zuschrauben, wieder in das Tiefkühlfach stellen. Nach dem Erkalten im Kühlschrank aufbewahren. Die Mischung ist im Kühlschrank etwa 4 Wochen haltbar.

Info: Leinöl ist eines der wertvollsten Pflanzenöle, in diesem Rezept wird es so aromatisch verarbeitet, dass ein wundervoll würziger Aufstrich entsteht, bei dem der starke Eigengeschmack des Leinöls auch überdeckt wird.

Würzöl mit Bohnenkraut

Zutaten (für 2 Schraubverschluss-Flaschen):

2 EL getrocknetes Bohnenkraut

2 EL getrockneter Majoran

2 geschälte Knoblauchzehen

1 EL Pfefferkörner

1 EL Senfkörner

2 Lorbeerblätter

1 l gutes Pflanzenöl

Zubereitung:

Kräuter auf 2 Schraubverschluss-Flaschen verteilen, mit Pflanzenöl aufgießen. Die verschlossenen Flaschen 2–3 Wochen auf die Fensterbank oder an einen warmen Ort stellen, täglich schütteln. Danach die Flaschen kühl und dunkel aufbewahren. Innerhalb von 3–4 Monaten verbrauchen.

Info: Eine würzige aromatische Mischung – die ätherischen Öle aus den Gewürzen sind fettlöslich und gehen dadurch in das Pflanzenöl über. Getrocknete Kräuter solltest du verwenden, da sie nicht schimmeln und in der Flasche bleiben können. Die Menge reicht lange für dich – du kannst sie aber natürlich auch später in viele kleine Geschenkfläschchen abfüllen.

Salzmischung mit Bohnenkraut

Zutaten:

1 Teil getrocknetes Bohnenkraut

1 Teil getrocknete Kräutermischung

    (z. B. Estragon, Liebstöckel, Petersilie oder Schnittlauch)

4 Teile Salz (am besten Steinsalz aus Deutschland)

Zubereitung:

Bohnenkraut und Kräutermischung fein mörsern, dann mit etwa doppelt so viel Salz mischen. Durch dieses leicht pfeffrig schmeckende Kräutersalz kannst du deinen Salzkonsum reduzieren.

Auch hier geht es wieder um das richtige Verhältnis. Fang einfach mit Teelöffeln als Maßeinheit an, also je 1 TL Bohnenkraut und Kräuter und 4 TL Salz.

Kalzium-Smoothie

Zutaten:

1 Handvoll Grünkohlblätter ohne Strunk

1 Handvoll Salat, der dir schmeckt

2 reife Äpfel oder Birnen

1 EL Mohn

Saft von ¼ Zitrone

ca. ½ l Wasser

Zubereitung:

Alles in den Mixer geben und mixen, bis eine sämige Flüssigkeit entsteht.

Info: Besonders kalziumreiche Smoothie-Zutaten sind Grünkohl, Wildkräuter, Mandel(»milch«) – wenn, dann bitte fair gehandelt –, Sesam und Feigen.

Kältegefühl als »besonderes Thema von Veganern«? Vielleicht nicht bei allen – aber es kann durchaus sein, dass sich Veganer oder Veganerinnen gesund ernähren, mit viel Obst, Gemüse, Salaten, Smoothies et cetera und trotzdem unter kalten Füßen oder Händen leiden oder sich voll und energiearm fühlen. Unser allgemeiner Tipp: Iss weniger kalt, iss weniger Rohkost, iss mehr warm, vor allem abends. Vielleicht braucht eine zu kalte Ernährung zu viel Energie, und es geht dir schon besser, wenn du es deiner Verdauung mit warmer, leichter Gemüsekost etwas leichter machst.

Morgens 1 Glas warmes Wasser

Trink morgens auf nüchternen Magen Schluck für Schluck 1 großes Glas abgekochtes warmes Wasser.

Info: Viele Lehren in der Heilkunde empfehlen, morgens ein Glas Wasser zu trinken, um die Verdauung anzuregen und »den Darm zu wecken«. Deshalb findest du diesen Tipp auch wieder, wenn es um Verstopfung geht.

Interessant ist aber, wie die Temperatur eingeschätzt wird. In der Naturheilkunde wird kaltes oder trinkwarmes Wasser empfohlen. Der Ayurveda geht anders vor und hat auch andere Empfehlungen parat: Er empfiehlt warmes Wasser – wenn es schnell gehen muss, einmal aufgekocht und wieder etwas abgekühlt. Wenn man etwas mehr Zeit hat, kann und sollte man das Wasser für 15 Minuten auf dem Herd köcheln lassen, es etwas abkühlen lassen und dann schluckweise trinken. Besser noch: gleich 1½ Liter Wasser 15 Minuten köcheln lassen, in eine Thermoskanne möglichst mit Glaseinsatz füllen und nach dem ersten Glas auf nüchternen Magen auch tagsüber immer wieder 100–150 Milliliter davon schluckweise trinken.

Hirsebrei mit Gewürzen

Zutaten (für 1 Portion):

1 Glas kochendes Wasser oder Pflanzenmilch

3 EL Hirseflocken

1 TL Nüsse oder Mandeln, gehackt oder gemahlen

1 TL getrocknete Früchte,
>   z. B. Rosinen, Pflaumen oder Aprikosen, klein geschnitten

1 TL Leinöl

1 TL Zuckerrübensirup oder Apfelkraut

1 TL Gewürze,
>   z. B. Kardamom, Vanille, Zimt oder auch die in indischen Läden
>   erhältlichen Gewürzmischungen für Milk Rice

1 Prise Salz

Zubereitung:

Wasser oder Pflanzenmilch in einem Topf aufkochen, Hirseflocken und alle anderen trockenen Zutaten unterrühren, 5–10 Minuten quellen lassen. Mit Leinöl, Süßungs-mittel und Gewürzen abschmecken.

Info: Hirse wirkt kräftigend und strukturgebend durch die ganze Kieselsäure, die darin enthalten ist. Leinöl ist eines der gesündesten Öle überhaupt, wenn es dir aber nicht schmeckt, dann nimm stattdessen Sonnenblumen-, Hanf- oder Sesamöl. Die Prise Salz regt die Magensaftproduktion an.

Alternative: Sehr gut schmeckt als Frühstücksbrei auch Buchweizenporridge aus Buchweizenflocken, beispielsweise mit Birnen.

Habermus nach Hildegard von Bingen

Zutaten (für 1 Portion):

½ Tasse Dinkelschrot, -flocken oder -grütze

1–2 Tassen Wasser oder Pflanzenmilch

1 Apfel, gerieben

Zimt

Bertram und Galgant (die typischen »Hildegard-Gewürze«)

Saft von ½ Zitrone

1 TL Apfel- oder Birnenkraut

Zubereitung:

Dinkelschrot in Wasser oder Pflanzenmilch köcheln lassen, geriebenen Apfel nach Geschmack sofort oder später dazugeben, ebenso die Gewürze. 5–10 Minuten mit geschlossenem Deckel quellen lassen. Am Schluss Zitronensaft und Apfelkraut zufügen und unterrühren.

Info: Das Habermus ist ein alemannisches Rezept und geht auf Hildegard von Bingen zurück. Es ist ein gekochter Brei aus Dinkelschrot, dem im Laufe der Kochzeit Apfel, Gewürze (Galgant, Bertram, Zimt), im Original Honig oder eine pflanzliche Süße beigegeben werden, in manchen Rezepten auch Flohsamen, gehackte Mandeln und Zitronensaft. Dinkel ist ein besonders gesundes Getreide und eine wichtige Alternative für all diejenigen, die keinen Weizen vertragen oder mögen.

Esskastanienbrei

Zutaten:

150 g Maronen

3 kleine Äpfel

1 Birne

6 Walnüsse

Zubereitung:

Maronen schälen. Äpfel und Birne vierteln und entkernen. Zusammen mit Maronen in 0,2 Liter Wasser kurz garen und zerkleinern. Mit Walnüssen garnieren.

Info: In der Traditionellen Europäischen Medizin wurde die Esskastanie als leicht wärmend, trocknend und entfettend beschrieben. Esskastanien enthalten Wasser und Kohlenhydrate, sie sind glutenfrei. Sie enthalten viele Spurenelemente, etwa Mangan, Kalium und die B-Vitamine. Maronen wurden besonders von Hildegard von Bingen empfohlen, sie vermischte das Mehl der Edelkastanie und kochte es mit Wasser und verarbeitete es weiter mit Dinkelmehl.

Basissuppe für den warmen Bauch

Zutaten:

500 g Kartoffeln
2 Mohrrüben
1 Stück Sellerie
1 Stange Lauch
1 Petersilienwurzel
1 EL Fett, z. B. Olivenöl
1½ l Gemüsebrühe
Schnittlauch, Petersilie

Zubereitung:

Gemüse putzen, in kleine Würfel schneiden, in Fett anschwitzen, mit Gemüsebrühe aufgießen, aufkochen, 20 Minuten köcheln lassen, nach Geschmack pürieren, mit Petersilie und Schnittlauch abschmecken.

Info: Mittlerweile gibt es sehr gute Brühpulver im Bioladen. Hefe ist etwas in Verruf geraten, das ist aber nicht ganz angemessen, da Hefe sehr viele wichtige Vitamine enthält, vor allem B-Vitamine. Problematisch sind vielmehr künstliche Geschmacksverstärker, die Glutamate, die massive Beschwerden hervorrufen können.

Schnelle Abendsuppe

Zutaten:

Gewürze,
    z. B. Fenchel, Kardamom, Koriander, Kumin,
    Kurkuma, Pfeffer, evtl. auch eine sehr gute Gewürzmischung
2 TL Öl zum Braten
1 kleine Zwiebel
500 g Gemüse,
    z. B. Karotten, Kartoffeln, Kürbis oder
    Brokkoli (oder mehr, je nach Appetit)
½ TL Brühpulver
1 TL Nussmus
Salz und Pfeffer nach Geschmack

Zubereitung:

Ganze oder angestoßene Gewürze – Kumin und Fenchel – in der heißen Pfanne kurz fettfrei anrösten. Öl dazugeben, Zwiebel klein schneiden, in Öl andünsten, Gemüse putzen und klein würfeln, dazugeben, mit Wasser auffüllen, sodass das Gemüse gerade bedeckt ist, Brühpulver dazugeben. 10 Minuten köcheln, bis es weich ist. Pürieren. Mit Nussmus, Salz und Pfeffer abschmecken.

Info: Ein Kältegefühl kann auch daher rühren, dass man abends zu spät oder zu schwer isst. Solltest du deine Ernährung umstellen, dann steig auf eine leichte warme Abendmahlzeit um, die auch nicht zu spät genossen werden sollte – 3 Stunden vor dem Schlafengehen wäre optimal. Wenn man nun von hinten rechnet und zwischen 22.00 und 23.00 Uhr ins Bett geht, wäre eine Abendmahlzeit zwischen 18.00 und 19.00 Uhr perfekt.

Teemischung mit Engelwurz

Zutaten:

1 Teil Salbei
1 Teil Thymian
1 Teil Fenchel, angemörsert
½ Teil Engelwurz, zerkleinert
½ Teil Zimtrinde, zerkleinert

Zubereitung:

Kräutermischung zusammenstellen lassen. Auch hier geht es wieder um das richtige Verhältnis. Lass dir den Tee erst mal auf 50 Gramm mischen – gute Apotheken machen so was –, und probier aus, ob er dir überhaupt schmeckt. Dann kannst du ja immer noch größere Mengen nachkaufen.

Von der Mischung 1 gehäuften TL mit einer großen Tasse kochendem Wasser überbrühen, zugedeckt 5–6 Minuten ziehen lassen, abseihen. Täglich 1–2 Tassen trinken, maximal 1 Woche.

Info: Dieses Rezept modifiziert ein Rezept von Dr. Karl Steinmetz, der zu den europaweit führenden Experten für die Traditionelle Europäische Medizin gehört. Es integriert die Engelwurz, eine eher wenig bekannte einheimische Heilpflanze, die jedoch in der traditionellen Kräuterkunde einen sehr hohen Stellenwert hat. Die getrocknete Engelwurz-Wurzel erhältst du in der Apotheke.

Schneller wärmender Gewürztee

Zutaten (für 1 Portion):

1 TL wärmende Kräuter aus dem Gewürzregal,
z. B. Majoran, Oregano, Salbei, Rosmarin oder Thymian
1 große Tasse Wasser

Zubereitung:

Kräutermischung in einen Papierteebeutel oder eine kleine Kanne geben, mit kochendem Wasser überbrühen. Zugedeckt 7–10 Minuten ziehen lassen, Papierfilter entfernen oder durch ein Teesieb abseihen. Dieser Tee darf, wenn er wärmen und Energie zuführen soll, gern leicht gesüßt werden.

Info: Die traditionelle Heilkunde – ob in Europa, Indien oder China – hat die Heilpflanzen in wärmende und kühlende, befeuchtende und trocknende Pflanzen unterteilt.

Wenn du dir einen schnellen warmen Kick verpassen willst, dann schau in dein Gewürzregal in der Küche, dort solltest du eine Auswahl wärmender Gewürze vorfinden: Bohnenkraut, Majoran, Thymian, Rosmarin, Salbei. Diese gehören übrigens derselben Pflanzenfamilie an, den Lippenblütlern. Die Mittelmeer-Lippenblütler sind dabei besonders wärmend, wohingegen die in England angebaute Pfefferminze eher kühlt. Ein Tee mit mäßig warmer Wirkung besteht also aus einem Mix dieser wärmenden Kräuter, wohingegen reiner Rosmarintee noch extremer wärmt.

Bitte beachte: Rosmarin wirkt blutdrucksteigernd, sollte also nicht bei Hypertonie und nicht am Nachmittag oder Abend genossen werden.

Zum Detoxen

Obwohl die vegane Ernährung, wenn sie bewusst, pflanzenbasiert, saisonal, regional und klimafreundlich umgesetzt wird, außerordentlich gesund ist, wird es sinnvoll sein, immer wieder mal ganz bewusst seinen Körper zu entgiften. Konkret bedeutet dies, für einen bestimmten Zeitraum genauer auf die Zufuhr von Lebensmitteln zu achten und gleichzeitig die Ausscheidungsorgane anzuregen: die Leber, den Darm, die Nieren, die Haut. Die Rezepte in diesem Kapitel sind Vorschläge, es gibt vieles mehr, was du tun kannst, von Atemübungen bis Trockenbürsten, Sauna, Darmreinigung et cetera. Die folgenden Rezepte bieten einen Einstieg.

Basische Gemüsesuppe

Zutaten:

400 g Gemüse wie Kartoffeln, Karotten, Knoblauch,
   Lauch, Möhren, Pastinaken, Petersilienwurzel
   (nicht während der Schwangerschaft), Sellerie oder Zwiebeln
1 TL Gemüsebrühe aus dem Bioladen oder Reformhaus
Salz, Pfeffer
2 TL frische Kräuter

Zubereitung:

Gemüse putzen, schälen und klein schneiden. In einem Glas aufgelöster Gemüsebrühe etwa 20 Minuten kochen. Mit frischen Küchenkräutern (Petersilie, Schnittlauch
und so weiter) als leichte Mahlzeit genießen, zum Beispiel am Abend.
Alternativ kann man das Gemüse nur putzen und klein geschnitten mit Schale länger
kochen (einmal aufkochen, dann etwa 60 Minuten auf kleiner Flamme) und dann
durch ein Sieb abseihen. Nur die Brühe wird als basenspendendes Getränk genossen.
Diese Brühe eignet sich auch gut für einen Fastentag. Manche geben in die ausge-
kochte Brühe dann noch geraspeltes frisches Gemüse.
Info: Wurzelgemüse und Knollen, allen voran die Kartoffel, haben eine basische
Wirkung in unserem Organismus. Sie enthalten so viele Mineralstoffe und Spurenelemente, dass sie im Körper befindliche Säuren neutralisieren können. Daher ist es
sinnvoll, immer wieder eine solche Suppe oder Brühe zu kochen und für Entlastungs-
mahlzeiten oder -tage zu verwenden.

Bärlauchpesto

Zutaten (für 1 Glas):
2 Handvoll Bärlauchblätter
2 Knoblauchzehen
2 EL Hefeflocken (nach Geschmack)
50 g Walnüsse, gehackt, oder Pinienkerne
ca. 100 ml Olivenöl
Pfeffer, Salz

Zubereitung:
Bärlauch waschen, Stiele entfernen und die Blätter klein zupfen. Knoblauch schälen
und reiben. Bärlauchblätter, Knoblauch, Hefeflocken und Nüsse oder Pinienkerne in
den Mörser geben und zerreiben oder im Mixer zerkleinern. Nach und nach Olivenöl
angießen (das Ganze soll nicht zu flüssig werden, sondern breiartig sein). Mit Pfeffer
und Salz abschmecken. Das Pesto in ein Glas füllen, die obere Fläche mit Öl bedecken
und gut verschließen.

Info: Die Bärlauchsaison gibt dir die Möglichkeit, die Frühjahrskur effektiv mit dieser
großartigen Heilpflanze zu unterstützen. Bärlauch enthält schwefelhaltige Verbindun-
gen, die keimmindernd wirken, aber auch in der Lage sind, Schwermetalle zu binden
und auszuleiten. Zudem kann der Bärlauch freie Radikale, die unsere Zellen schädigen, neutralisieren und uns so vor Krankheiten schützen. Blütezeit des Bärlauchs ist
von April bis Mai. Bärlauchpesto kannst du aber auch einfrieren.

Bitte beachte: Die Bärlauchblätter ähneln optisch den giftigen Blättern des
Maiglöckchens. Da beide Pflanzen zu Beginn dieser Zeit nicht blühen, musst du
unbedingt, wenn du selbst pflücken möchtest, einen Geruchstest machen: Die
Bärlauchblätter riechen, gerade wenn man sie zerreibt, eindeutig nach Knoblauch
beziehungsweise Lauch. Am besten nimmst du jemanden mit, der sich auskennt.

Borschtsch

Zutaten:

4 Kartoffeln
1 Zwiebel
⅓–½ Weißkohl
1 Rote Bete
1 Karotte
2–3 Knoblauchzehen
Lorbeerblätter nach Geschmack
2 EL Tomatenmark
Pflanzensahne nach Bedarf
Salz, Pfeffer, gekörnte Gemüsebrühe

Zubereitung:

Gemüse waschen, putzen, klein schneiden. Mit Lorbeer in so viel Wasser, dass das Gemüse bedeckt ist, bissfest garen. Mit Tomatenmark und Pflanzensahne binden und abschmecken.

Info: Kohl ist ballaststoffreich und kalorienarm. Mit Tomatenmark besonders gut für die Männerwelt: Der Wirkstoff Lycopin kommt vor allem in gekochten Tomaten vor und ist gut für die Prostata. Ohne Pflanzensahne ist die Suppe ein Schlankmacher. – Ein großer Dank an Osteuropa, Ukraine, Russland für diese wunderbare Suppe! Sie macht satt, ist sehr gesund und verwendet alles, was auch hier bei uns wächst!

Bitte beachte: Wer Weißkohl nicht so gut verträgt, kann auf Spitzkohl ausweichen.

Rote-Bete- und Gemüse-Most für die Darmflora

Über den Tag verteilt kannst du schluckweise handelsüblichen Rote-Bete-Most oder vergorenen Gemüsesaft trinken, und zwar in kleinen Schlucken, die gut eingespeichelt werden. Die Menge hängt davon ab, wie intensiv du fastest oder »detoxt«. Wichtig wäre uns hier einfach, dass du diese vergorenen Säfte einmal ausprobierst und entdeckst. Sie sind supergesund, extrem nährstoffreich und total praktisch für unterwegs. Als Kur kannst du beispielsweise dreimal täglich ein Schnapsgläschen voll einnehmen.

Info: Rote-Bete-Most ist vorgegorener Rote-Bete-Saft. Die Gärung macht den Saft verdaulicher und reichert ihn mit Milchsäurebakterien an, die beim Aufbau der Darmflora helfen. Die in Roter Bete enthaltenen dunkelroten Farbstoffe, die Anthocyane, wirken blutaufbauend und antioxidativ.

Bitte beachte: Man sollte es nicht übertreiben. Das in der Roten Bete enthaltene Nitrat ist in kleinen Mengen blutdrucksenkend und gesundheitsförderlich, in höheren Mengen aber potenziell schädlich.

Leberauflage

Materialien:
heißes Wasser
Wärmflasche
1 Frotteehandtuch
1 Wolltuch
1 Geschirrhandtuch
1 Schüssel
evtl. Schafgarbentee

Durchführung:
Zunächst heißes, aber nicht kochendes Wasser in eine Wärmflasche füllen
(nur halb voll, Luft ausdrücken, Verschluss prüfen) und ein Frottee- sowie ein
Wolltuch bereitlegen. Dann ein Leinen- oder Baumwolltuch auf etwa DIN-A4-Größe
falten, das Tuch in heißem Wasser (oder heißem Schafgarbentee) tränken und es
anschließend gründlich auswringen. Platziere das Tuch auf dem rechten Oberbauch,
schlag das Frottee- und das Wolltuch nacheinander darüber. Dann leg die Wärmflasche darauf – und ruh dich für 20–30 Minuten aus.

Info: Die Leber ist unser wichtigstes Entgiftungsorgan. Sie produziert zudem
die für die Fettverdauung erforderliche Gallenflüssigkeit. Wenn die Leber nicht richtig
arbeitet, funktionieren die Verdauung, die Ausscheidung von Abfallstoffen und
die gesamte Blutreinigung nicht richtig. Hinweise für eine Leberbelastung oder
-funktionsschwäche sind beispielsweise anhaltende Müdigkeit, eine belegte Zunge,
Augenringe, Blähbauch, Übergewicht, Mundgeruch. Ein wunderbares Mittel zur Unterstützung der Entgiftung und Ausscheidung ist diese Leberauflage. Sie steigert die
Durchblutung der Leber und damit ihre Funktionsfähigkeit.

Gerstenwasser

Zutaten (für 4 große Gläser):
100 g geschälte Gerste (Graupen)
1 l Wasser
1 Zitrone
etwas Apfel- oder Birnendicksaft

Zubereitung:
Gerstengraupen kurz unter fließendem Wasser waschen, dann in dem Liter Wasser für etwa 20 Minuten einweichen. Abseihen, mit Zitronen- und Apfeldicksaft abschmecken.
Info: Gerstenwasser enthält lösliche Ballaststoffe, die die Darmgesundheit verbessern, die Verdauung anregen und einen günstigen Einfluss auf den Blutzucker- und Blutfettspiegel haben.

Grüne Bohnen salzfrei

Zutaten:
grüne Bohnen, Menge nach Bedarf

Zubereitung:
Grüne Bohnen ohne Salz in reichlich Wasser kochen, die Bohnen essen und das Wasser zwischen den Mahlzeiten trinken. Wenn du das Ganze »medizinisch« nutzen willst, dann trink ruhig mehrere Gläser am Tag. Ansonsten kannst du einfach ab und zu mal grüne Bohnen in den Speiseplan als Entlastungsmahlzeit einbauen und das Kochwasser trinken. Gern kannst du dies auch mit Kartoffeln oder Reis – beide auch salzfrei gekocht – kombinieren.
Info: Grüne Bohnen wirken entwässernd. Die Bohnenhülsen wurden sogar medizinisch zum Ausschwemmen eingesetzt.

Kartoffeln und Äpfel gekocht

Zutaten:

2 Teile Kartoffeln (mehlig oder festkochend)
1 Teil Äpfel (aromatisch, säuerlich)
Wasser
evtl. etwas Zitronensaft und Zimtpulver

Zubereitung:

Die Kartoffeln waschen, schälen, in Würfel schneiden. Die Äpfel waschen, schälen, vom Kerngehäuse befreien, in kleine Stücke schneiden. Kartoffel- und Apfelstücke in wenig Wasser etwa 10–20 Minuten zugedeckt garen. Wer mag, kann das Ganze auch pürieren. Alternativ: Kartoffeln und Äpfel getrennt garen und das Apfelkompott mit Zitronensaft und Zimt würzen.

Die Menge hängt davon ab, was du vorhast: Für eine Entlastungsmahlzeit kannst du etwa 2 mittelgroße Kartoffeln und 1 Apfel rechnen, bei einem ganzen Entlastungstag entsprechend mehr. Hier gibt es keine Beschränkungen – iss dich satt!

Info: Kartoffeln und Äpfel als Entlastungstag helfen beim Abnehmen, Fasten und Detoxen, zur Entsäuerung und bei dem Gefühl, aufgeschwemmt zu sein. Kartoffeln sind sehr kalorienarm und wirken – ungesalzen – durch ihren hohen Kaliumanteil harntreibend und ausschwemmend. Daneben enthalten sie Stärke, die Vitamine B_1, B_2, B_6 und Niacin (B_3) sowie C, Schleimstoffe, Mineralien und Spurenelemente wie – neben Kalium – Magnesium, Phosphor, Kupfer und Eisen. Die Äpfel sorgen für einen guten Geschmack und fördern die Darmgesundheit.

Pellkartoffeln salzfrei

Zutaten:

3–4 Bio-Kartoffeln

Zubereitung:

Kartoffeln abbürsten, gerade mit Wasser bedecken, aufkochen, im geschlossenen Topf auf niedriger Flamme etwa 20 Minuten köcheln lassen. Das Kochwasser ebenfalls auffangen und trinken.

Info: Kartoffeln wirken durch den hohen Kaliumgehalt ausschwemmend – wenn sie ohne Salz gekocht werden.

Brennnesseltee zum Detoxen

Zutaten:

Brennnesselblätter, getrocknet

Zubereitung:

Für 1 Tasse 1 TL getrocknete Brennnesselblätter (oder die vorgeschlagene Mischung, siehe unten) mit etwa 150 Milliliter heißem Wasser übergießen. Den Tee zugedeckt 10–15 Minuten ziehen lassen. Über den Tag verteilt etwa 4 Tassen trinken.

Bitte beachte: keine Anwendung bei Patienten mit Ödemen (Wassereinlagerungen) infolge eingeschränkter Herz- oder Nierentätigkeit.

Brennnesseln in der Küche

Die Haupterntezeit liegt zwischen Mai und September. In vielen milden Regionen oder nach milden Wintern kann man sie auch schon im März oder April ernten. Handschuhe nicht vergessen!

Frische Brennnesselblätter kannst du wie ein Gemüse (ähnlich wie Spinat) gedämpft und dann zu vielen Rezepturen weiter verarbeiten. Brennnesseln passen also in Suppen, in Gemüsegerichte, in Aufläufe, in Füllungen oder lassen sich zu einem feinen Pesto verarbeiten. Durch den Kochprozess werden die Brennhaare zerstört.

Löwenzahn in der Küche

Pflücke vom Löwenzahn im Frühsommer und Sommer immer die jungen, zarten Blätter, gerne auch die Blüten als Dekoration.

Verwende ihn für den Salat oder für ein Pesto, das du nach dem Rezept des Bärlauchpestos zubereiten kannst. Löwenzahn schmeckt aromatisch, aber auch leicht bitter. Gut waschen!

Info: Eine wichtige Heilpflanze, die auf die Nieren, aber auch auf die Leber wirkt, ist der Löwenzahn. Eva Aschenbrenner, die Kräuterfrau vom Kochelsee, empfahl beispielsweise, die Stängel des Löwenzahns im Rahmen einer Kur zu verspeisen. Für eine normale Kur empfahl sie, täglich 3 Stängel zu essen, bei kleinen Gallensteinen sogar täglich 7 Stängel – und diese auch einzufrieren und nach und nach zu verwenden. Das heißt: Die Stängel vom Löwenzahn sind nicht giftig. Im Gegenteil: Sie tun Leber und Galle gut.

Was den Salat angeht, pflückt Eva Aschenbrenner 5 7 Zentimeter lange, junge Blätter – den ganzen Sommer über. Diese legt sie nach dem Waschen für eine Stunde in die Salatsoße ein, um die Bitterkeit abzumildern.

Saft aus Karotten, Roter Bete und Gurke

Zutaten (für 1 Glas):

300 g Karotten
90 g Rote Bete
90 g Gurken
½ TL Leinöl

Zubereitung:

Gemüse gut waschen, grob zerkleinern und in einen Entsafter geben.

Den Saft trinken. Der Trester lässt sich zu einem Kuchen weiterverarbeiten.

Info: Dieser Saft biete eine gute Mischung an Farbstoffen (Karotten, Rote Bete) und der Feuchtigkeit der Gurke als angenehmer Detox-Trank. Gern kannst du etwas Öl dazugeben, da die Vitamine in der Karotte fettlöslich sind.

Aus Sicht der Traditionellen Europäischen Medizin ist die Lebenskraft ein wichtiger Motor des Lebens und der Gesundheit; wenn sie fehlt, gilt dieser Mangel als Wegbereiter von Schwäche und Krankheit. Eine allgemeine Stärkung des Organismus ist also immer sinnvoll, weil damit *alle* Organsysteme unterstützt werden. Einen besonders hohen Stellenwert haben hier Farb- und Bitterstoffe.

Warmer Holunderbeersaft mit Rosinen und Gewürzen

Zutaten (für 1 Portion):

0,2 l Holunderbeersaft
1 EL Rosinen, über Nacht eingeweicht in 0,2 l Wasser
½ TL Zimt
1 Stückchen Vanilleschote

Zubereitung:

Holunderbeersaft mit den Rosinen, dem Einweichwasser, dem Zimt und der Vanilleschote erwärmen. Nicht kochen. 10 Minuten ziehen lassen.

Info: Interessant ist, dass Holunderbeersaft volksmedizinisch nicht nur zur Stärkung, sondern auch bei Nervenschmerzen wie Trigeminusneuralgie oder Ischiasschmerzen eingesetzt wurde. Mehrmals täglich 1 Gläschen einnehmen.

Wildkräuterpesto

Zutaten (für 1 Glas):

100 g Walnüsse

2 Handvoll Wildkräuter,

    z. B. Gänseblümchenblätter (auch gut gegen Husten), Löwenzahn-,

    Brennnessel- oder Spitzwegerichblätter (ebenfalls gut gegen Husten)

1 Knoblauchzehe

Salz

70 ml Olivenöl

1 EL Hefeflocken

Zubereitung:

Walnusskerne in einer Pfanne 2–3 Minuten fettfrei rösten. Nicht anbrennen lassen. Im Mörser zerstoßen. Kräuter waschen, putzen und klein schneiden. Zu einem Brei zermörsern. Knoblauchzehe pellen und mit etwas Salz auf einem speziellen Brettchen zerdrücken. Dazugeben. Nach und nach das Olivenöl einrühren, außerdem die Hefeflocken. Das Ganze gelingt mit der Hand besser als im Mixer, denn die Kräuter werden sonst schnell bitter.

Info: In der Natur wächst oft genau das, was du zu einem bestimmten Zeitpunkt, in einer Saison brauchst. Und deshalb hilft ein Frühlings-Wildkräuterpesto auch bei Frühjahrsmüdigkeit. Jetzt wachsen viele Hustenpflanzen – die Schlüsselblume, aber auch das Gänseblümchen – und aromatische Bitterstoffpflanzen wie die Schafgarbe, die leicht bitter die Verdauung anregen. Oder der Löwenzahn, der auf Leber und Nieren wirkt.

Bittersmoothie

Zutaten (für 1 Portion):
1 Handvoll bitteren Salat,
    z. B. Radicchio oder Endiviensalat
1 Chicorée
1 Apfel
1 Glas Wasser

Zubereitung:
Alles in den Mixer geben und zu einem Smoothie verarbeiten.
Info: Bitterstoffe regen über den Darm den Gesamtorganismus an. Deswegen sind Wildkräuter auch so gesund – oder wie hier Radicchio, Endiviensalat und Chicorée.

Schafgarbentee

Zutaten:
Schafgarbenkraut

Zubereitung:
1 gehäuften TL Schafgarbenkraut (aus der Apotheke oder selbst geerntet und getrocknet) mit 0,2 Liter kochendem Wasser überbrühen und zugedeckt 10–15 Minuten ziehen lassen. Abseihen. Ungesüßt trinken, möglichst dreimal täglich vor den Mahlzeiten 1 Tasse Schafgarbentee trinken.
Info: Schafgarbe gehört zu den aromatischen Bitterstoffdrogen, die stärken und vitalisierend wirken. Außerdem wird Schafgarbe besonders gern bei Menstruationsbeschwerden eingesetzt.

Hagebuttenmark

Zutaten:

1 Teil Hagebutten

1 Teil Wasser

Zubereitung:

Fertiges Hagebuttenmark gibt es auch roh gerührt und zuckerfrei im Handel.
Oder du wirst selbst aktiv. Dann brauchst du frische Hagebutten. Ende September
sammelst du die Früchte. Schneller geht die Weiterverarbeitung, wenn du die Früchte
vorher in der Tiefkühltruhe einmal gefrieren lässt.

Hagebutten waschen, Stiele und Blättchen entfernen. In einen Topf geben, mit Wasser
bedecken, etwa 15 Minuten kochen lassen. Dann mit einem Pürierstab pürieren,
durch ein Sieb streichen.

Am besten geht das mit der sogenannten »Flotten Lotte«, die man auch hervorragend
für Apfelmus verwenden kann. Aber auch wenn du dieses Gerät nicht hast: Gib das
Hagebuttenmus erst durch ein grobes und dann durch ein feines Sieb.

Du kannst das Mark in Gläser füllen oder kleine Beutel oder auch in Eiswürfelbehält-
nisse in die Tiefkühltruhe geben. So kannst du immer eine kleine Portion auftauen
und aufbrauchen.

Du kannst auch hier zunächst mit kleiner Menge experimentieren – und dann
vielleicht im nächsten Jahr, wenn es dir schmeckt, mehr Hagebuttenmark produzieren.

Info: Hagebutten sind extrem Vitamin-C-haltig. 2 EL Hagebuttenmus decken
den Tagesbedarf eines Erwachsenen an Vitamin C. Vitamin C wird teilweise durch
das Kochen abgebaut.

Willst du die Heilwirkung der Hagebutten für die Gelenke ausnutzen, solltest du
das Mark roh gerührt und nicht erhitzt verwenden.

Schlehenmus

Zutaten (für 4 Portionen):

1 kg Schlehenfrüchte

50 g Rohrohrzucker

1 TL Zimt

4 Gewürznelken

Zubereitung:

Die reifen Schlehenfrüchte verlesen, waschen und in einem Durchschlag abtropfen lassen. Früchte in einen Topf geben, Zucker und Gewürze dazugeben und mit Wasser bedecken. Kochen, bis die Schlehen sich von den Steinen lösen. Die weichen Schlehen musst du durch ein Sieb passieren. Am besten geht das mit der sogenannten »Flotten Lotte«, die man auch hervorragend für Apfelmus verwenden kann. Aber auch wenn du dieses Gerät nicht hast: Gib das Schlehenmus erst durch ein grobes und dann durch ein feines Sieb.

Noch heiß in Gläser füllen oder abkühlen lassen und in kleine Beuteln in die Tiefkühltruhe geben. So kannst du immer eine kleine Portion auftauen und aufbrauchen.

Info: Die Schlehe, hier insbesondere die Früchte, wirkt magenstärkend, verdauungsfördernd und appetitanregend, sie wirkt abwehrsteigernd. Durch die Gerbstoffe wird sie auch eingesetzt bei Hals- und Zahnfleischbeschwerden. Geerntet werden die Schlehenfrüchte im Spätherbst nach dem ersten Frost.

Rote-Bete-Most für die Darmflora

Als Kur solltest du dreimal täglich ein Schnapsgläschen voll Rote-Bete-Most trinken – in kleinen Schlucken, die gut eingespeichelt werden.

Info: Rote-Bete-Most ist vorgegorener Rote-Bete-Saft. Die Gärung macht den Saft verdaulicher und reichert ihn mit Milchsäurebakterien an, die beim Aufbau des Darmmikrobioms helfen. Die in Roter Bete enthaltenen dunkelroten Farbstoffe, die Anthocyane, wirken blutaufbauend und antioxidativ.

Bitte beachte: Das in der Roten Bete enthaltene Nitrat ist in kleinen Mengen gesundheitsförderlich und blutdrucksenkend, in höheren Mengen aber potenziell gesundheitsgefährdend.

Unser Abwehrsystem

Je besser deine Abwehr, desto weniger machen dir grassierende Infekte aus. Es ist wie bei herumstreunenden Einbrechern: Wenn dein Haus gut gesichert ist, haben sie kaum eine Chance.

Falls du aber immer wieder unter Infekten leidest, jeden Winter deine »Grippe« oder häufig Blasenentzündungen bekommst, solltest du dich von einem möglichst naturheilkundigen Arzt gut durchchecken lassen, um herauszufinden, was deine Abwehr beeinträchtigt.

Sanddornmuttersaft

Nimm täglich 1 TL Sanddornmuttersaft ein, denn Sanddorn enthält außerordentlich viel Vitamin C und schmeckt zudem noch sehr gut.

Info: Vitamin C ist für die Herstellung des Kollagens erforderlich, einer wesentlichen Substanz für Gewebe, Haut, Knochen, Bänder und die elastischen Strukturen des Bindegewebes. Es ist für eine gute Wundheilung wichtig und stärkt die Abwehrkräfte des Organismus gegen Infektionen.

Zudem ist Vitamin C ein wichtiger Radikalfänger. Freie Radikale sind chemisch aggressive Stoffe, die in unserem Organismus entstehen oder von außen auf den menschlichen Organismus einwirken und Zellstrukturen angreifen und zerstören. Ihre Entstehung wird zum Beispiel durch Alkohol, Rauchen, radioaktive und UV-Strahlung, ihre Beseitigung durch Radikalfänger wie das Vitamin C begünstigt.

Sanddorn ist in verschiedenen Formen in gut sortierten Drogeriemärkten erhältlich. Der Muttersaft ist sauer, aber du kannst natürlich mit einer pflanzlichen Süße ein wenig ausgleichen.

Holunderbeersaft selbst gemacht

Zutaten:

2 Teile frisch gepflückte Holunderbeeren

1 Teil Äpfel oder Birnen

½ Zitrone pro Glas

Zubereitung:

Du weißt es schon: Aufs Verhältnis kommt es an! Schau einfach, wie viele Holunderbeeren du in der freien Natur findest – und wie viel Zeit du für die Zubereitung verwenden willst.

Ein großer Topf wird mit reifen, gewaschenen Holunderbeeren zu ⅔ aufgefüllt. Wer sehr genau ist, löst die Beeren mit der Gabel von den Stielchen, aber nach eigener Erfahrung genügt es, die großen und mittelgroßen Stiele abzuschneiden. Reife Äpfel und Birnen (eventuell Fallobst) werden klein geschnitten und zu den Holunderbeeren hinzugefügt, bis der Topf nahezu gefüllt ist. Den Topf mit Wasser auffüllen und unter Umrühren 3–5 Minuten gut durchkochen, bis die Beeren platzen und die Äpfel zu zerfallen beginnen. Anschließend den Saft durch ein Sieb passieren. Der Rückstand kann noch einmal mit Wasser aufgekocht, durchgesiebt und mit dem ersten Saft gemischt werden. Zum Saft wird nach Geschmack Süßungsmittel gegeben. Dann noch einmal aufkochen und sofort in sterilisierte, luftdicht verschließbare Flaschen füllen.

Zum Trinken wird der Saft etwa im Verhältnis 1 zu 3 verdünnt und erhitzt. Pro große Tasse verdünnten Holundersaft wird der Saft von etwa ½ Zitrone zugefügt. Der Saft kann auch im Entsafter zubereitet werden, ist dann jedoch nicht so konzentriert und nicht so schmackhaft.

Info: Entscheidend bei dieser Anwendung sind die Flavonoide, die Glykoside und auch die wertvollen Mineralstoffe. Sie werden durch dieses Erhitzen nicht zerstört. Vitamin C kann dem Organismus ohne Schwierigkeit durch frisches Obst und Gemüse zugeführt werden.

Ölziehen I

Morgens auf nüchternen Magen 1 TL bis 1 EL Sonnenblumenöl mit geschlossenem Mund durch die Zähne ziehen für circa 5–15 Minuten. Danach ausspucken und den Mund gründlich reinigen. Probier's doch mal, während du unter der Dusche stehst.

Info: Besonders sinnvoll ist die Maßnahme im Herbst und Winter, um sich vor grassierenden Infekten zu schützen. Der Mundraum ist eine wichtige Eintrittspforte für Krankheitserreger, die Reinigung durch das Ölziehen beugt Infekten vor. Vermutlich bindet das Öl zunächst fettlösliche Gifte, später dann, wenn es durch das »Ziehen« emulgiert ist, auch wasserlösliche Substanzen.

Diese Anwendung eignet sich auch bei Aphthen und Mundschleimhautentzündung (siehe dort).

Bitte beachte: keine Anwendung bei bekannt lockeren Plomben oder Inlays.

Knoblauchtee

Zutaten (für 1 Portion):

1–2 Knoblauchzehen

1 große Tasse Wasser

1 TL Süßungsmittel, z. B. Apfeldicksaft oder Zuckerrübensirup

etwas Zitronen- oder Apfelsaft

Zubereitung:

Knoblauch schälen und in feine Scheiben schneiden, 5 Minuten in Wasser kochen, abseihen, mit Apfeldicksaft oder Zuckerrübensirup süßen, mit etwas Apfel- oder Zitronensaft aromatisieren.

Info: Knoblauch ist ein potentes Mittel, um das Abwehrsystem zu unterstützen. Du kannst auch eine Gemüsebrühe mit viel Knoblauch zubereiten, falls dir die herzhafte Variante besser schmeckt.

Knoblauchöl

Zutaten (für 1 kleine Schraubverschluss-Flasche):
1 Knoblauchknolle
¼ l gutes Speiseöl

Zubereitung:
Knoblauch schälen, Zehen fein reiben. In das Öl geben. Das Öl wird als Gewürzöl für die tägliche Küche verwendet, wenn Knoblauch gut vertragen wird. In Zeiten erhöhter Anfälligkeit nimmst du zweimal täglich 1 TL.
Info: Knoblauch unterstützt das Immunsystem wirksam gegen Bakterien, Pilze, Mikroben und Viren.

Schnittlauchbrote

Zutaten (für 1 Portion):
1–2 Brotscheiben, am besten Vollkorn- oder Dinkelbrot, gern auch mit Brotgewürzen
vegane Margarine oder ein anderer Aufstrich
Schnittlauch
Salz, Pfeffer

Zubereitung:
Die Brotscheiben werden mit dem veganen Butterersatz bestrichen. Der Schnittlauch wird gewaschen und in Röllchen geschnitten, dann werden die Butterbrote dick mit dem Schnittlauch bestreut. Salzen und pfeffern – fertig!
Info: Wer gerade keinen Schnittlauch zu Hause hat, kann auch Frühlingszwiebeln verwenden, die ebenfalls antibiotisch wirkende Stoffe enthalten.

Immunbooster mit Süßholz, Zitrone und Gewürzen

Zutaten (für 1 Schraubverschluss-Flasche):

3 Lorbeerblätter
3 Wacholderbeeren
2 Zimtstangen
8 Gewürznelken
1 TL Anis
8 Pfefferkörner (in Bio-Qualität)
1 daumengroßes Stück frische
   Bio-Ingwerwurzel, ungeschält
   (wenn nicht bio: geschält)

Schale von 1 Bio-Zitrone
1 EL Süßholzwurzel (aus der Apotheke),
   alternativ 1 Handvoll
   Lakritze-Süßigkeiten mit
   möglichst hoher Süßholzkonzentration
0,75 l Wodka oder Obstler
wahlweise Honig
Bitte alle Gewürze fair gehandelt und
   in Bioqualität einkaufen

Zubereitung:

Die festen Bestandteile – Lorbeer, Wacholder, Zimt, Nelken, Anis und Pfeffer – gut zerkleinern, wenn möglich im Mörser; es funktioniert aber auch in einer Küchenmaschine oder Kaffeemühle, den Ingwer raspeln, die Zitronenschale reiben oder ganz fein schneiden, mit der Süßholzwurzel oder alternativ der Lakritze und dem Alkohol in einer geeigneten Flasche oder einem Glas ansetzen, an einem dunklen Ort circa 7–10 Tage ziehen (»mazerieren«) lassen, durch ein feines Sieb gießen und in eine Flasche abfüllen, dunkel lagern.

Pro Tag kurweise 1 kleines Schnapsgläschen Immunbooster in einem Trinkglas mit trinkwarmem Wasser (etwa 50 °C) aufgießen und nach Wunsch noch mit 1 TL Honig süßen. Oder einfach pur genießen!

Info: Dieses schöne Rezept habe ich (AK) gemeinsam mit meinem Kollegen Dr. Karl Steinmetz aus Wien, Leiter des InstiTEM-Instituts, entwickelt, als die Coronazeit sich anbahnte. Ich habe in den Gesundheitsratgebern von Kräuterfrauen, über die ich promoviert habe, recherchiert und er in der mittelalterlichen Klosterliteratur.

Zwiebel neben's Bett

Du kannst 1 Zwiebel schälen, in 2 Hälften aufschneiden und auf einem Teller oder in einem Schälchen neben das Bett stellen. Bei empfindlichen Menschen oder kleinen Kindern sollte sie etwas entfernter im Raum platziert werden. Täglich wechseln.

Info: In der Volksmedizin findet sich immer wieder die Empfehlung, aufgeschnittene Zwiebeln zur Abwehr in einen Raum zu stellen – und zwar als Schutz vor Krankheitskeimen. Die Vorstellung ist, dass diese durch die flüchtigen Senföle aus der Zwiebel reduziert werden.

Nutze die Erkältung, um dich auszuruhen und auch im weitesten Sinne zu »fasten«. Das heißt: viel schlafen, leicht essen, wenig Aufregung, wenig Ablenkung.

Brot mit Knoblauch, Thymian und Salz

Zutaten (für 1 Portion):

1 Scheibe Vollkornbrot
etwas Oliven- oder besser Leinöl
1–2 Knoblauchzehen

einige Thymianblättchen, frisch
 schmeckt besser, gerebelt geht auch
1 gute Prise Salz

Zubereitung:

Vollkornbrot mit Öl beträufeln. Knoblauch schälen und in sehr dünne Scheiben schneiden, auf dem Brot verteilen. Thymianblättchen von den Stängeln abziehen und auf dem Brot verteilen. Salzen. Gut kann man hier auch mit einem süßen Aufstrich kombinieren, etwa mit Birnen- oder Apfelkraut.

Alternativ kannst du in Erkältungszeiten dein Brot einfach mit einer Knoblauchzehe abreiben, bevor du es weiter belegst oder bestreichst. Das ist nicht ganz so intensiv.

Info: Knoblauch ist ein sehr guter Infektkiller und hilft auch bei der Vorbeugung. Eine ganz einfache Maßnahme ist das Butterbrot mit Knoblauch, Thymian und Salz – wenn du schon erkältet bist, wenn du einer Erkältung vorbeugen willst und zur allgemeinen Abwehrsteigerung. Das Brot bietet die Möglichkeit, so ganz nebenbei mit dem Frühstück oder Abendbrot verschiedene Heilmittel zu sich zu nehmen: den antibakteriell wirkenden Knoblauch (und den ebenfalls antibakteriellen Thymian) – und das Olivenöl, das die Halsschleimhaut sanft »schmiert« und befeuchtet. Auch das Salz wirkt desinfizierend.

Schneller Meerrettichsirup

Zutaten (für 1 Portion):

1 TL Meerrettich, frisch gerieben oder
    aus dem Glas
1 TL Apfel- bzw. Birnendicksaft oder
    Zuckerrübensirup

Zubereitung:

Meerrettich mit dem Süßungsmittel vermischen. Zwei- bis dreimal täglich ½ TL der Mischung einnehmen.

Info: Wenn's mal schnell gehen soll und du etwas gegen grassierende Krankheitserreger tun möchtest, bietet sich dieses schnelle Rezept an, ob bei Husten, Schnupfen oder auch Nasennebenhöhlenentzündung.

Bitte beachte: keine Anwendung bei Kindern unter 3 Jahren.

Erkältungstee mit Hagebuttenfrüchten

Zutaten:

30 g Holunderblüten
30 g Lindenblüten
20 g Mädesüß
20 g Hagebuttenfrüchte, geschnitten

Zubereitung:

Zutaten in der Apotheke mischen lassen oder selbst mischen.

1 gestrichenen TL Teemischung mit 1 Tasse kochendem Wasser bedeckt 5–10 Minuten ziehen lassen, abseihen. Mehrmals täglich 1 Tasse trinken.

Die Menge ist auf 100 Gramm ausgerichtet, eine gängige Größe für Mischungen in der Apotheke. Wenn dir der Tee schmeckt und du mehr davon genießen möchtest, dann verdopple die Menge einfach.

Info: Wenn du die Mischungsverhältnisse änderst, erhältst du einen guten Haustee für die kalte Jahreszeit: Mische 4 Teile Hagebuttenschalen und je 1 Teil Linden- und Holunderblüten. Gut kann man – gerade für Kinder – noch einen Schuss Holunderbeersaft und etwas Honig beifügen.

Der Erkältungstee kombiniert die schweißtreibende Wirkung von Holunder- und Lindenblüten, die leicht fiebersenkende Wirkung der Mädesüßblüten und, als kleinen Vitamin-C-Kick, die Hagebuttenschalen.

Bei diesem Rezept handelt es sich um eine Rezeptur der Kommission E (»Erkältungstee I nach Standardzulassung«). Der Tee kann mit dieser Bezeichnung in jeder Apotheke bestellt werden.

Holunderblütensirup mit Sanddornsaft

Zutaten (für 1 Portion):

200 ml Wasser

1 EL Holunderblütensirup

1 EL Sanddornsaft

Zubereitung:

Wasser erwärmen, nicht kochen. Mit Holunderblütensirup und Sanddornsaft mischen, schluckweise trinken.

Info: Sanddorn ist außerordentlich Vitamin-C-haltig. Da Vitamin C hitzelabil ist, sollte das Wasser nicht kochen, sondern nur erwärmt werden.

Das schnelle Kräutersalz
zum Inhalieren

Materialien (für 1 Anwendung):

2 l heißes, nicht kochendes Wasser

2,5 TL Salz,

1–2 TL getrocknete oder frische Kräuter,

z. B. Thymian, Melisse oder Salbei

Durchführung:

Salz besorgst du dir am besten aus dem Bioladen. Nimm möglichst kein Natrium-chlorid (Kochsalz). Wer eine Waage hat, kann etwa 18 Gramm abmessen.

Gut geht das auch mit einer Briefwaage. Die Mittelmeerkräuter sind besonders gut geeignet.

Salz mit Kräutern in Mixer oder Mörser geben, bis die Kräuter zerkleinert sind. Mischung in eine Schüssel geben. Heißes Wasser einfüllen. Kopf darüberhalten. Handtuch über den Kopf oder wie einen Trichter um das Gesicht legen und dort mit Daumen (Wangen) und Zeigefingern (Stirn) fixieren. 10 Minuten tief einatmen.

Info: Diese Anregung ist vor allem dann gut, wenn die Erkältung dich erwischt hat und du gar nicht aus dem Haus kommst. Dann kannst du einfach Gewürze aus deinem Gewürzregal verwenden. Natürlich kannst du ein solches Salz auch vorbereiten. Dafür 100 Gramm Salz mit je 2 TL Thymian, Salbei und Melisse getrocknet oder frisch (dann etwas mehr nehmen) in der Küchenmaschine zerkleinern. In einem Glas gut verschlossen aufbewahren. Möchte man inhalieren, wird hier einfach ein Löffel des Salzes verwendet. Dieses Salz kann man auch in die Badewanne geben.

Bitte beachte: keine Anwendung bei verstopfter Nase. Sie verstopft sonst nur weiter.

Fieber ist immer eine Eigenaktivität des Körpers, um mit einem Infekt oder einer anderen Erkrankung fertigzuwerden. Ruf den Arzt, wenn das Fieber steigt, starke Schmerzen, ein großes Schwächegefühl oder Kreislaufbeschwerden auftreten.

Tee mit Holunder- und Lindenblüten

Zutaten:

1 Teil Holunderblüten
1 Teil Lindenblüten

Zubereitung:

Blüten mischen. 1 gehäuften TL der Mischung mit 1 großen Tasse kochendem Wasser überbrühen, 10 Minuten zugedeckt ziehen lassen, abseihen. Am besten nach einem Überwärmungsbad im Bett trinken. Für Kinder Tee dünner zubereiten (1 TL Teemischung auf ¼ Liter Wasser), eventuell mit etwas Zitronensaft und Zuckerrübensirup zubereiten. Bei hohem Fieber den Tee nur lauwarm trinken.

Info: Holunderblütentee wirkt schweißtreibend und schleimlösend. Er wird eingesetzt bei einer beginnenden Erkältung und grippalem Infekt. Lindenblüten gehen in eine ähnliche Richtung, sind zusätzlich wirksam.

Holunderblüten und Lindenblütentee kann man übrigens auch trinken, wenn man in die Sauna geht, um das Schwitzen zu unterstützen.

Bitte beachte: Wenn man die Blüten selbst sammeln will, sollte dies an einem trockenen, sonnigen Tag um die Mittagszeit geschehen. Der Tau muss vollständig abgetrocknet sein. Der Pollen von Holunder (Sambucus nigra) und Linde (Tilia sp.) kann bisweilen Allergien auslösen. Für jemanden mit einer Neigung zu Allergien bedeutet dies vorausschauend: Er darf – solange keine Allergie gegen die beiden Pflanzen, sondern nur eine allergische Neigung – den Tee zwar trinken, sollte die Blüten jedoch nicht selbst sammeln.

Wadenwickel mit Essigwasser

Materialien (für 1 Anwendung):

1 Badetuch zum Unterlegen

2 Geschirrtücher

1 Schüssel mit 2 l Wasser, dessen Temperatur etwas unter Körpertemperatur liegt
(also nicht kalt!) und 1 Schuss Apfel- bzw. sonstigem Obstessig

2 Frotteehandtücher

1 Decke

Durchführung:

Den Raum lüften und das Badetuch auf die untere Hälfte des Bettes legen.
Die Geschirrtücher im Essigwasser tränken, gut auswringen, faltenfrei und locker
je ein Handtuch um einen Unterschenkel wickeln, die Gelenke dabei frei lassen.
Mit den Frotteehandtüchern umwickeln und mit der Decke zudecken. Nach 5–10 Minuten sind die Geschirrtücher meist körperwarm, dann eventuell neu mit Essigwasser
tränken und wieder anlegen. Nach dem Abnehmen der Wickel die Beine frottieren
und zudecken.

Bitte beachte: keine Anwendung bei kalten Füßen oder Beinen, bei Frösteln,
Frieren, Zittern, Schüttelfrost, beginnender Erkältung, in der Phase des Fieberanstiegs,
bei akutem Harnwegsinfekt oder Reizung des Ischiasnervs.

Abwaschung mit verdünntem Apfelessig

Neben den Wadenwickeln sind Abwaschungen mit Essig oder Pfefferminztee erfrischend. Der Hautstoffwechsel wird dabei entlastet. Der
Kneipp-Verein rät zu 1 Teil Essig auf 4 Teile Wasser für Erwachsene, bei
Kleinkindern wird noch deutlich stärker verdünnt. Das Wasser kann kühl
oder lauwarm sein. Ein Leintuch in das Essigwasser tränken, auswringen,
den Körper zügig abwaschen (Oberkörper oder ganzer Körper). Anschließend abtrocknen, wieder anziehen. Nachruhen.

Abwaschung mit Pfefferminztee bei Hitzegefühl

Materialien (für 1 Anwendung):

3 EL Pfefferminzblätter

½ l heißes Wasser

½ l kaltes Wasser

Durchführung:

Zimmer wärmen. Minze mit heißem Wasser überbrühen. 10 Minuten zugedeckt ziehen lassen und abseihen. Mit kaltem Wasser mischen. Die Temperatur sollte lauwarm sein.

Einen Waschlappen in den Tee geben, gut ausdrücken und dann damit von der Körpermitte nach außen streichen. Danach abtrocknen und wieder anziehen.

Info: Abwaschungen mit Pfefferminztee wirken durch das enthaltene Menthol vor allem kühlend.

Die Nerven

Vieles, was einen ganz direkten Stress auf den Körper ausübt, wird in der veganen Ernährung gemieden – nämlich zahlreiche Lebensmittel, die zu einer Übersäuerung des Körpers führen, wie Fleisch, Käse und Milchprodukte. Wer gesundheitsbewusst ist, reduziert zudem Weißmehl, Zucker und Genussmittel, die ebenfalls zu einer Übersäuerung beitragen.

Dennoch gibt es auch im »veganen Leben« Zeiten, in denen man in Hinblick auf die Nerven besonders gut auf sich aufpassen muss. Hier einige Anregungen, was du in solchen Situationen anwenden kannst.

Haferbrei mit Gewürzen

Zutaten (für 1 Portion):
2–4 EL Haferflocken
1 großes Glas Hafermilch (oder Wasser)
1 Prise Salz
brauner Zucker
Zimt oder andere Gewürze (s. u.)

Zubereitung:
Hafermilch aufkochen, Haferflocken einrühren, einmal aufkochen und zugedeckt einige Minuten quellen lassen. Braunen Zucker und Zimt darübergeben. Am besten lässt du die Haferflocken schon abends in Hafermilch oder in Wasser einweichen. Sie werden dadurch noch bekömmlicher.

Info: Hafer ist echte Nervennahrung – und immer gut, um sich aufzubauen. Falls du an einer Glutenunverträglichkeit leidest, weiche auf glutenfreie Haferflocken aus. Sieh Gewürze hier auch als »Arzneistoffe in Spuren«. Natürlich ist die Dosis nicht mit einem Medikament vergleichbar, aber definitiv haben Gewürze gesundheitsfördernde Wirkung. Was nun die Nerven angeht, kannst du eher in eine besänftigende, beruhigende Richtung gehen – zum Beispiel mit Zimt und Vanille –, eine erfrischend-anregende mit Zitronen- oder Orangenschale oder auch einige scharfe oder leicht bittere Gewürze mit in deine Gewürzmischung aufnehmen. Das kann Ingwer oder Pfeffer sein, außerdem – leicht betäubend – Gewürznelken oder – leicht euphorisierend – Muskatnuss. Als Mischung findest du diese Gewürze in indischen Milchreis-Mischungen oder auch ganz einfach in Lebkuchen- oder Spekulatius-Gewürzmischungen.

Raw-Food-Energiebällchen

Zutaten (für 10–12 Bällchen):

100 g getrocknete Aprikosen, ungeschwefelt

100 g Backpflaumen

100 g Walnüsse, gehackt

50 g Haferflocken

100 g Haselnüsse, gemahlen

Zimt

80 ml Wasser

Zubereitung:

Trockenfrüchte in kleine Stücke schneiden oder hacken. Walnüsse grob hacken. In einer großen Schüssel vermischen. Haferflocken und Haselnüsse dazugeben. Zimt zugeben, abschmecken. Mit feuchten Händen Bällchen formen und für 1 Stunde in den Kühlschrank stellen.

Info: In diesen Bällchen findest du wirklich alles, was die Nerven stärkt, Energie und Kraft gibt. Sie schmecken gut – und bestehen ausschließlich aus einheimischen Zutaten, wenn du beim Einkauf die Augen aufmachst.

Anregender
Majoran-Bohnenkraut-Tee

Zutaten:

Majorankraut
Bohnenkraut
Rosmarinblätter
Melissenblätter
Pfefferminzblätter
(zu gleichen Teilen)

Zubereitung:

1 gehäuften TL der getrockneten Teemischung mit 0,2 Liter kochendem Wasser überbrühen und zugedeckt 10–15 Minuten ziehen lassen. Abseihen.

Ungesüßt trinken, möglichst dreimal täglich vor den Mahlzeiten 1 Tasse trinken.

Du kannst die Zutaten auch selbst mischen. Einmal mehr siehst du hier:

Auf das Verhältnis kommt es an. Wenn du nur ab und zu einen solchen Tee trinken möchtest, dann misch ihn direkt aus deinem Gewürzregal. Indem du von jedem der verschiedenen Tees etwa 10 Gramm abwiegst, hast du 50 Gramm Tee, das reicht für einige Tassen. Wenn du vorhast, eine Kur zu machen, oder den Tee regelmäßig trinkst, dann lass die Kräuter in der Apotheke auf 100 oder sogar 200 Gramm mischen.

Info: Diese Kräuter findest du womöglich in deinem Gewürzregal. Gern kannst du auch frische Kräuter verwenden, dann musst du aber wegen des höheren Wasseranteils etwas mehr davon nehmen. Wichtig ist: Die Mischung weckt dich durch die ätherischen Öle und die Bitterstoffe. Und natürlich kannst du die Gewürze nicht nur als Tee trinken, sondern, wenn du dich einmal enttäuscht fühlst, auch für Suppen oder Pfannen- und Schmorgerichte verwenden.

Rosinen-Apfel-Tee

Zutaten (für 3–4 Tassen):

2 EL Rosinen

3–5 getrocknete Apfelringe,
   gut sind auch Apfelschalen

¼ TL Zimt

2 Scheiben Ingwer

Kardamom (1 zerdrückte Kapsel oder
   Pulver nach Geschmack)

½ l Wasser

Zubereitung:

Rosinen, Apfelringe (oder Apfelschalen) und Gewürze mit Wasser aufkochen und
5 Minuten ziehen lassen.

Info: ein echter Energiespender-Tee, der innerlich wärmt!

Lebkuchengewürze

Verwende diese Gewürze aus dem Bioladen nicht nur für weihnachtliches Gebäck, sondern auch für deinen Frühstücksbrei, Desserts, Kompott, Energiebällchen und so weiter. Du wirst merken, dass dir wohlig warm wird und die Gewürze auch heute noch das machen, wofür sie ursprünglich mal gedacht waren: die Lebensgeister wecken!

Info: Lebkuchen sind kleine Kuchen mit hoher Nährstoffdichte. In der Klostermedizin wurden Lebkuchen während der Fastenzeit gegessen, anderen Berichten zufolge im Winter als Gebäck für hungernde Menschen ausgegeben.

Anis, Fenchel, Ingwer, Kardamom, Koriander, Muskat, Nelken, Piment, schwarzer Pfeffer und Zimt finden sich in ähnlicher Weise in ayurvedischen Mischungen für Chai (Kardamom, Nelken, schwarzer Pfeffer und Zimt) oder Milk Rice Masala (Ingwer, Kardamom, Zimt, ergänzt durch Vanille und indischen Rohrohrzucker). Das heißt: Auf der ganzen Welt hat sich diese Kombi durchgesetzt, ob im Tee, in der Gewürzmilch, in der Süßspeise, im Gebäck, im Curry. Und immer ist sie wärmend und mild verdauungsanregend.

Karotten-Sellerie-Spinat-Petersilie-Saft

Zutaten:

210 g Karotten
120 g Sellerie
90 g Spinat
60 g Petersilienkraut

Zubereitung:

Alle Zutaten in den Entsafter geben und entsaften. Frisch trinken.

Info: Dieses Rezept stammt von Anita Backhaus. Anita Backhaus baute in Kolumbien ein Gesundheitszentrum auf und behandelte viele Menschen mit ganz einfachen Mitteln erfolgreich. Eine Säule ihres Therapiekonzeptes waren frisch gepresste Säfte. Sie hat das damals eher intuitiv gemacht beziehungsweise auf Basis der naturheilkundlichen Therapie.

Diesen Saft empfahl Anita Backhaus nicht nur bei Belastungen, sondern auch bei Angina Pectoris, Arteriosklerose, Blutarmut, Diabetes, Ekzem, Kopfschmerzen oder Krampfadern. Es war also eine Art Basissaft. Wir würden hier eine Kur empfehlen, den Saft also für 3–4 Wochen zu trinken.

Bitte beachte: nur geringe Einnahme von Petersilie in der Schwangerschaft!

Wir reden hier nicht von handfesten Depressionen, das versteht sich von selbst. Aber fast jeden ereilen irgendwann mal echte Durchhänger. Bitte schau dir auch die Empfehlungen unter »Bei Müdigkeit und Erschöpfung« an, oft sind Depressionen und Erschöpfung vergesellschaftet.

Bitter macht Lebenslust

Integriere bittereres Gemüse wie Radicchio und Chicorée sowie bittere Wildkräuter und Heilpflanzen in deinen Speiseplan, wenn es dir nicht gut geht, bei Erschöpfung und bei Durchhängern.

Info: In früheren Zeiten war Medizin bitter, man sprach ja sogar wortwörtlich von der »bitteren Arznei«. Arznei war bitter – und zwar, um zu tonisieren, um die Lebensgeister zu wecken. Und das machen Bitterstoffe über eine Anregung der Verdauung. Reine Bitterstoffdrogen (so nennt man den arzneilich verwendeten Teil einer Heilpflanze) sind zum Beispiel: Enzian, Tausendgüldenkraut oder Wermut. **Bitte beachte:** Hier reicht oft 1 kleine Prise auf 1 Tasse kochendes Wasser. Aromatische Bitterstoffdrogen sind Beifuß, Pomeranzen (Bitterorangen) oder Schafgarbe.

All diese Pflanzen kannst du als Gewürze ins Essen geben (**Bitte beachte:** sparsam dosieren), dir einen Tee damit zubereiten, sie in den Salat oder den Smoothie geben.

Löwenzahn

Integriere Löwenzahn in deinen Speisenplan – die jungen Blätter im Frühjahr, dann auch die Stängel. Im Herbst und Winter den Tee (siehe auch »Löwenzahn in der Küche« im Abschnitt »Zum Detoxen«).

Info: Es kann auch sein, dass deine Unlust, deine Melancholie etwas mit der Leber und der Galle zu tun haben: Tatsächlich stammt der Begriff »Melancholie« aus dem Griechischen und meint in etwa »Schwarzgalligkeit«. Hier kannst du mit Leberpflanzen Abhilfe schaffen, allen voran mit dem Löwenzahn. Löwenzahn enthält in Wurzeln und Kraut (also den oberirdischen Teilen) Bitterstoffe, außerdem Farbstoffe und das ausschwemmende Kalium. Löwenzahn wirkt gallenflussanregend, harntreibend, appetitanregend, stärkend, krampflösend und stoffwechselanregend.

Artischocken –
als Saft oder Gericht

Zutaten:

1–2 Artischocken
Salz, Zitronensaft
Pfeffer
1 Prise Zucker
1 Teil Essig

½ TL Senf
2 Teile Olivenöl
nach Bedarf ½ TL Meerrettich
Schnittlauch

Zubereitung:

Bei den Artischocken den Stiel abbrechen oder abschneiden, Stielansatz mit Zitronensaft beträufeln. Die äußeren Blätter der Artischocke entfernen, die Spitzen der verbleibenden Blätter abschneiden. In Salzwasser mit einem Schuss Zitronensaft sprudelnd kochen, je nach Größe der Artischocken kann das 20–40 Minuten dauern. Die Artischocken sind gar, wenn man eines der Blätter ohne Probleme lösen kann. Ein anderer Test ist es, in den Boden zu pieksen.

Gegessen werden sie, indem man jedes der dickfleischigen Blätter einzeln rauszupft, in die Soße stippt und dann mit den Zähnen das Fruchtfleisch abzieht. Sind alle Blätter abgepflückt, wird das Stroh (die Haare vom Blütenboden) entfernt, und man kann sich den köstlichen Artischockenboden einverleiben.

Für die Vinaigrette Salz, Pfeffer und Süßungsmittel im Essig auflösen, dann Senf (und gegebenenfalls Meerrettich) dazugeben, Olivenöl im Verhältnis 3 zu 2 zum Essig geben; und wer mag, kann noch etwas Schnittlauch hineintun.

Info: Die Artischocke ist eine wunderbare aromatische Bitterpflanze, die zudem noch gut schmeckt. Wenn du eine etwas intensivere Wirkung haben möchtest, dann trink den Frischpflanzensaft (den erhältst du fertig im Reformhaus, in ausgesuchten Bioläden oder im Internet, es handelt sich um einen Presssaft aus Artischockenblütenknospen); wenn du eher genießen willst, ist unser Artischockenrezept mit Vinaigrette genau das Richtige. Sehr gut kannst du dann auch das Kochwasser – oder zumindest ein Gläschen davon – trinken und tust deiner Leber damit etwas Gutes.

1 TL Leinöl täglich

Nimm kurmäßig 1 TL Leinöl ein, vielleicht für 6–8 Wochen. Gern kannst du 1 Tropfen ätherisches Öl sicherer Herkunft zugeben, zum Beispiel Zitronenöl. Bitte achte drauf, das angebrochene Leinöl dunkel, verschlossen und wärmegeschützt aufzubewahren und zügig zu verbrauchen, da es schnell ranzig wird.

Info: Ein Mangel an oder niedrige Blutspiegel von mehrfach ungesättigten Fettsäuren ist mit Depressionen assoziiert. Umgekehrt zeigten sich Behandlungen mit Omega-3-Fettsäuren wirksam bei der Behandlung depressiver Symptome. Für die Zufuhr von Omega-3-Fettsäuren hat sich das Leinöl bewährt.

Johanniskrautöl

Johanniskrautöl bekommst du als Rotöl aus der Apotheke. Du kannst es aber auch leicht selbst herstellen. Im Sommer, um den längsten Tag des Jahres Ende Juni herum, pflückst du die Blüten des Johanniskrauts – bitte mit Bestimmungsbuch, es gibt viele gelb blühende Pflanzen.

Info: Das Johanniskraut (Hypericum perforatum) gehört zur Familie der Hartheugewächse und hat leuchtend gelbe Blüten mit fünf Blütenblättern und vielen Staubgefäßen. Der sehr robuste Stängel ist zweikantig, eine Rarität im Pflanzenreich. Betrachtet man die ovalen Blätter gegen das Licht, dann sehen sie aus, als seien sie mit vielen Löchlein durchsetzt, daher das Attribut »perforatum« (durchlöchert). Wenn du die Blütenblätter der Pflanze zwischen den Fingern zerreibst, dann färben sich diese blau-violett bis dunkelrot. In sehr trüben, regnerischen Perioden kann es vorkommen, dass diese Färbung der Finger nur sehr schwach ausfällt oder ganz ausbleibt. Nur wenn die genannten Kennzeichen zusammentreffen, handelt es sich um das Echte Johanniskraut. Das solltest du gut kontrollieren, denn in unserer einheimischen Flora hat das Echte Johanniskraut ein knappes Dutzend Verwandte, was bisweilen zu Verwechslungen führt. Das ist zwar nicht gefährlich, aber auch nicht besonders hilfreich, denn die optimale Wirkstoffkonzentration liegt nur im Echten Johanniskraut vor.

Bitte beachte: Johanniskraut sollte wegen der positiven Beziehung seiner Inhaltsstoffe zum Licht unbedingt an einem sonnigen Tag im Juni/Juli möglichst um die Mittagszeit gesammelt werden.

Johanniskrautöl selbst gemacht

Zutaten:

2 Handvoll Johanniskrautblüten und -blätter
1 l Olivenöl, kaltgepresst
1 weithalsige helle Glasflasche
Pergamentpapier
Gummiband oder Kordel

Zubereitung:

2 Handvoll frische Blüten mit wenig Blättern im Mörser ein wenig zerreiben oder mit der Küchenmaschine rasch etwas zerkleinern und sofort mit kaltgepresstem Olivenöl vermischen. Den Ansatz in eine Glasflasche füllen und mit einem Stück Pergamentpapier sowie einem Gummi oder einer Kordel verschließen. Die Mischung 3–4 Wochen in die Sonne stellen und alle 3 Tage umrühren. Allmählich weckt die Sonne das zunächst gelbe Hypericin zu leuchtend rotem und schließlich purpurrotem Leben. Am Schluss absieben und das Rotöl in eine dunkle Flasche füllen. Bei kühler Lagerung hält es sich etwa 1 Jahr.

Info: Johanniskraut ist bei leichter und mittelgradiger Depression ebenso wirksam wie herkömmliche Antidepressiva. Es wird in den Leitlinien zur Behandlung der Depression ausdrücklich erwähnt. Besonders empfehlenswert ist Hypericum perforatum bei Winterdepressionen.

Das Johanniskrautöl kannst du einnehmen, es ist aber auch wunderbar äußerlich bei Arthrose, Herpes Zoster (Gürtelrose), Hexenschuss wie auch Sportverletzungen.

Bitte beachte: Bei Johanniskraut werden häufig Wechselwirkungen mit anderen Medikamenten beobachtet, auch mit der Antibabypille. Dies bedeutet: Wenn du vorhast, Johanniskraut innerlich anzuwenden, dann sprich zunächst mit deinem Arzt oder Apotheker, oder setz dich mit den Firmen, die naturreines Johanniskraut anbieten, telefonisch in Verbindung. Denn Nebenwirkungen werden typischerweise für pflanzliche Arzneimittel untersucht, und es ist nicht einfach, die Dosierung auf volksmedizinische Anwendungen wie den Tee oder das Öl umzurechnen.

Nervosität und Unruhe kann auch etwas damit zu tun haben, dass wir unseren Geist zu sehr beschäftigen, zu viel unterwegs sind und – auch wenn man das gar nicht glauben mag – zu unregelmäßig oder zu kalt essen. So sieht es zumindest der Ayurveda. Eine Struktur und Regelmäßigkeit im Tageslauf mit warmen Mahlzeiten kann dir helfen, mehr Ruhe in deinen Alltag zu bringen, außerdem die folgenden Heilpflanzen.

Melissentee und -wasser

Zutaten (für 1 Portion):
1 gestrichener TL getrocknete Melissenblätter
ca. 150 ml kochendes Wasser

Zubereitung:
Melissenblätter mit Wasser übergießen und bedeckt 5–10 Minuten ziehen lassen, abseihen. Mehrmals täglich 1 Tasse trinken. Von frischer Melisse kann die doppelte Menge genommen werden, und der Tee braucht auch nicht abgeseiht zu werden. Vorher gut waschen.

Info: Der Tee wird eingesetzt bei nervös bedingten Beschwerden in Verbindung mit Ängsten, Gefühlen von Sorge, Stress und vegetativen Symptomen wie Herzklopfen, Kopfschmerzen, nervösen Magenschmerzen, Schlafstörungen et cetera, außerdem bei Erschöpfung.

Die Melisse hat interessanterweise nicht nur eine günstige Wirkung auf die Nerven, sondern auch auf den Gehirnstoffwechsel. Studien zeigen, dass mit Melissenblättern sogar Alzheimer vorgebeugt werden kann.

Melissenwasser: Für das Wasser gibst du einfach 1–2 Stängel frische Melisse in dein tägliches Trinkwasser.

Kamillentee

Zutaten:
1 TL lose Kamillenblüten
¼ l kochendes Wasser

Zubereitung:
Kamillenblüten mit Wasser übergießen, 10 Minuten zugedeckt ziehen lassen, durchsieben. Unter Umständen Dosierung und Ziehzeit reduzieren.

Info: Lose Kamillenblüten sind viel besser als Teebeutel, in denen – zumindest bei minderwertigen Produkten – vor allem das Kraut enthalten ist.

Bei Kamillentee denkt man immer nur an Husten oder Magen-Darm-Beschwerden. Aber die Kamille ist auch ein wunderbarer Begleiter bei nervösen Beschwerden und immer dann, wenn man etwas dünnhäutig ist.

Bitte beachte: Kauf Kamillentee – auch in Beuteln – in der Apotheke. Gern werden minderwertige Produkte verfälscht mit einer Kamillenart, die zwar nach Kamille riecht, aber nicht die entsprechenden Wirkstoffe hat und zudem noch eher zu allergischen Reaktionen führt. Außerdem verflüchtigen sich bei langer Lagerung die ätherischen Öle, die ebenfalls für die medizinische Wirkung verantwortlich sind. Siehe auch den Hinweis zur Entsorgung der Kamille im Abschnitt »Vierzig ›Super-Regios‹ im Porträt« (Teil 2).

Hopfen

Es gibt verschiedene Möglichkeiten, Hopfen zu nutzen – bis hin zu Medizinprodukten –, beispielsweise als (alkoholfreies) Bier, in Schlafteemischungen oder als Schlafkissen. Hier möchten wir nur auf diese tolle einheimische Heilpflanze und ihre wunderbare Wirkung verweisen, die übrigens botanisch zu den Hanfgewächsen gehört, also mit Cannabis verwandt ist.

Kleine Kinder erhielten früher Schlafkissen mit Hopfenzapfen, da die wirksamen Inhaltsstoffe bei Wärme freigesetzt und dann flüchtig wurden. Die Anleitung dazu findest du im nächsten Abschnitt über »Schlafstörungen«.

Info: Hopfenzapfen werden eingesetzt bei Unruhe, Angstzuständen und Schlafstörungen. Inhaltsstoffe sind Hopfenbitterstoffe, Gerbstoffe, ätherische Öle, Flavonoide und Wirkstoffe mit hormonartiger Wirkung. Ein beruhigender Effekt ist nachgewiesen. Hopfenzapfen wirken günstig auf das Nerven-, Verdauungs- und Hormonsystem: Wechseljahresbeschwerden werden gelindert, eine Übererregung – auch sexuell – wird etwas gedämpft. Die Wirkung der Hopfenzapfen kann man sich gut vorstellen, wenn man an die beruhigend-einschläfernde Wirkung von Bier denkt – und das wäre hier auch unser Tipp, wobei du wissen solltest, dass der Hopfengehalt von alkoholfreiem Bier noch etwas höher ist als von alkoholhaltigem Bier. Ausführlich gehen wir gleich noch mal bei den Schlafstörungen auf den Hopfen ein.

In den Schlaf zu finden – und nachts nach den ganz normalen »Aufwachern« wieder einschlafen zu können – ist nicht immer einfach. Bitte beachte hier die Grundregeln der »Schlafhygiene«: abends nicht zu spät und nicht zu schwer essen, nicht bis kurz vor der Zubettgehzeit am Rechner sitzen oder mit dem Handy spielen, frische Luft, Ruhe und Dunkelheit im Schlafzimmer – und ausreichend Bewegung am Tag.

Schlaftee

Zutaten:

Melissenblätter

Hopfenzapfen

Fenchelsamen (angestoßen)

(zu gleichen Teilen gemischt)

Zubereitung:

Rezept in der Apotheke mischen lassen, 1 gehäufter TL der Teemischung mit 1 großen Tasse kochendem Wasser übergießen und zugedeckt (!) 5–10 Minuten ziehen lassen. Abseihen, abends 1 Tasse circa 30 Minuten vor dem Schlafengehen trinken.

Info: Die Tüte der Teemischung solltest du gut verschließen, damit sich die ätherischen Öle nicht verflüchtigen! Auch hier gilt wieder: Jeder Tee-Aficionado hat einzelne Tees zu Hause und kann dann nach Bedarf mischen – also bei nervösen Kopfschmerzen etwa Melisse mit Pfefferminze oder bei krampfartigen Magen-Darm-Beschwerden Melisse mit Kamille. In diesem Fall kann man die Tees nach Bedarf mischen, für die Anwendung bei Schlafstörungen entsprechende Gewichtsteile, und brüht dann 2 Tassen frisch auf. (Hier ist das mit den Gewichtsteilen wirklich sinnvoll, weil Hopfenzapfen so sehr voluminös sind und Fenchelsamen klein und kompakt.) Wenn du dir angewöhnen willst, diesen Tee regelmäßig vor dem Schlafengehen zu trinken, und damit auch eine neue Gewohnheit etablieren magst, dann kannst du gleich eine größere Menge in der Apotheke mischen lassen, ich empfehle hier 100 oder sogar 200 Gramm, die bis zu 6 Wochen reichen können.

Fenchel- und Kamillentee

Zutaten:
Kamillenblüten
Fenchelfrüchte, angestoßen
(zu gleichen Teilen gemischt)

Zubereitung:
1 gehäufter TL mit 1 großen Tasse kochendem Wasser übergießen und zugedeckt (!) 5–10 Minuten ziehen lassen. Abseihen, abends 1 Tasse circa 30 Minuten vor dem Schlafengehen trinken.

Wenn du die Kräuter vorrätig hast, dann wieg die Mischung ab. Falls sie in der Apotheke gemischt wurde, vor der Anwendung dann noch mal gut mischen.

An dieser Stelle einmal mehr der allgemeine Hinweis: Es geht hier nicht um eine richtige oder falsche Dosierung, sondern um Empfehlungen aufgrund unserer Erfahrung. Das heißt, wenn du Kamillenblüten sehr gern magst, aber Fenchel nicht zu intensiv, dann kannst du auch einen Tee aus 1 TL Kamillenblüten mit 1 Prise Fenchel zubereiten – oder umgekehrt. Schau, was dir schmeckt, liegt und guttut.

Sei ein wenig mutig. Auch die Melisse ist eine wunderbare Schlafpflanze; und wenn du sie gern magst, dann kreiere dein eigenes Rezept!

Info: Denkst du bei Fencheltee an Babys und bei Kamillentee an Bauchschmerzen? Bei beiden Heilpflanzen gehen die Anwendungsgebiete weit darüber hinaus. Fenchel ist eine wunderbare milde Heilpflanze, sie kann auch bei Husten und bei Beschwerden im Nervensystem eingesetzt werden. Sie ist gerade bei Schlaflosigkeit für Kinder, Hochbetagte und Demenzerkrankte, die durch den Geruch an die frühe Kindheit erinnert werden, geeignet. Die Kamille ist eine Pflanze, die immer dann besonders gut hilft, wenn man sich überreizt und dünnhäutig fühlt.

Bitte beachte: Siehe auch den Hinweis zur Entsorgung der Kamille im Abschnitt »Vierzig ›Super-Regios‹ im Porträt« (Teil 2).

Alkoholfreies Bier

Alkoholfreies Bier enthält keinen respektive nur sehr wenig Alkohol, gleichzeitig aber mehr Hopfen als alkoholhaltige Biere. Hopfen ist eine der besten schlaffördernden Pflanzen! Außerdem hat alkoholfreies Bier etwa 40 Prozent weniger Kalorien als alkoholhaltiges.

Schlafkissen mit Hopfen

Materialien:

2 Handvoll Lavendelblüten und Hopfenzapfen, zusätzlich Fenchelsamen oder
Kamillenblüten

Stoff, gewaschen, Nähzeug, alternativ
Leinensäckchen, das verschlossen
oder zugenäht werden kann

Durchführung:

Für ein Schlafkissen 2 Handvoll getrockneter Lavendelblüten und Hopfenzapfen – wer mag, kann auch leicht angestoßene Fenchelsamen oder Kamillenblüten zugeben – in ein Leinensäckchen füllen, dieses in das Kopfkissen stecken. Nach 2 Monaten auswechseln. Achte bei Kamillenblüten auf Apothekenqualität, es kommt leicht zu Verfälschungen.

Info: Hopfenzapfen werden eingesetzt bei nervös bedingten Einschlafstörungen, Unruhe und Angstzuständen, Übererregtheit. Der für die Schlafförderung wirksame Bestandteil 2-Methyl-3-buten-ol entsteht bei Körpertemperatur aus den Bitterstoffen Humulon und Lupulon. (Nimmt man Hopfenzapfen ein, entsteht dieser Wirkstoff vermutlich erst im Körper.) Aus diesem Grund werden Hopfenzapfen traditionell in Schlafkissen eingenäht. Wenn dann der warme Körper darauf liegt, wird 2-Methyl-3-buten-ol gebildet und geleitet uns sanft ins Traumland.

Noch besser duftet allerdings der Lavendel. Warum also nicht je 1 Handvoll Lavendelblüten und »Hopfenzapfen« (Apotheke) in ein Säckchen einnähen und aufs Kopfkissen legen?

Bitte beachte: Siehe auch den Hinweis zur Entsorgung der Kamille im Abschnitt »Vierzig ›Super-Regios‹ im Porträt« (Teil 1).

Augen, Ohren, Nase, Mund

Trockene Augen sind ein systemisches Problem. Der Gesamtorganismus muss befeuchtet werden, die Augen brauchen regelmäßige Ruhephasen. Nichtsdestotrotz können die folgenden Anwendungen zusätzlich durchgeführt werden.

Augenbad mit Salzwasser

Materialien (für 1 Anwendung):
¼ l Wasser
1 kleine Schüssel
⅓ TL Steinsalz
1 Schnapsglas

Durchführung:
Das Wasser im Wasserkocher abkochen, dann auf lauwarme Temperatur abkühlen lassen und in eine saubere kleine Schüssel geben. Das Salz hinzufügen und auflösen. Die Augen mit dieser Lösung baden. Dazu das Schnapsglas mit dem Salzwasser füllen, ans Auge halten (über dem Waschbecken, es tropft), den Kopf nach hinten beugen und mit den Augenlidern blinzeln.
Eine andere Möglichkeit: In einer etwas größeren Schüssel eine größere Menge Salzwasser zubereiten (gleiche Konzentration), das Gesicht eintauchen und mit beiden Augen klimpern.
Info: Das Salzwasser in dieser Konzentration befeuchtet die Augen und entfernt mechanisch Schmutzpartikel oder Staub. Du kannst auch bei einer Bindehautentzündung ein solches Augenbad machen, musst dann aber noch penibler auf die Hygiene achten.

Kompresse mit Fenchelteebeutel

Materialien (für 1 Anwendung):

2 Teebeutel hochwertiger Fenchel aus der Apotheke

Durchführung:

Die Teebeutel werden mit wenig kochendem Wasser übergossen, auf angenehme Temperatur abgekühlt, etwas ausgedrückt und für 5–10 Minuten auf die geschlossenen Augen aufgelegt. Wenn du magst, kannst du sie noch mit einem gefalteten Geschirrhandtuch abdecken.

Info: Fencheltee ist ein sanfter Tee, den man für die Spülung der Augen verwenden kann – oder aber als Kompresse mit dem Teebeutel, dann wirken die ätherischen Öle durch die Haut. Beides ist beruhigend.

Kamillensäckchen

Materialien:

1 EL Kamillenblüten
1 Stofftaschentuch
Pflaster

2 Wärmflaschen, alternativ 1 Wärmflasche
etwas Watte
Stirnband

Durchführung:
Kamillenblüten auf ein Stück Stoff geben, beispielsweise ein Stofftaschentuch. Die Ränder einschlagen und alles mit Pflaster verkleben. Kamillensäckchen im besten Fall zwischen 2 Wärmflaschen auf eine angenehme Temperatur erwärmen und dann hinter das Ohr legen, nicht direkt auf den Ohrausgang. Vorsichtig mit etwas Watte bedecken und mit einem Stirnband fixieren. Das Säckchen liegt mindestens 20 Minuten auf, möglich ist aber auch eine längere Dauer.

Info: Das Zwiebelsäckchen (siehe folgendes Rezept) ist gut bekannt. Eine tolle Alternative, falls dir der Zwiebelgeruch nicht behagt, ist das Kamillensäckchen. Es wirkt entzündungshemmend, schmerzlindernd und beruhigend.

Bitte beachte: keine Anwendung bei Allergien gegen Kamille. Siehe auch den Hinweis zur Entsorgung der Kamille im Abschnitt »Vierzig ›Super-Regios‹ im Porträt« (Teil 1).

Zwiebelsäckchen

Materialien:

1 mittelgroße Zwiebel
Stofftuch (z. B. Stofftaschentuch,
   dann auch möglichst Klebeband zum Fixieren)
alternativ: 1 alte Socke
professionell: Daumenverband aus Apotheke
2 Wärmflaschen, notfalls 1 Wärmflasche

Durchführung:

Zwiebel schälen, klein schneiden und etwas zerdrücken. In die Mitte eines Stofftüchleins geben, zu einem Päckchen locker zusammenfalten, mit Klebeband fixieren, sodass nichts herausfallen kann. Alternativ in eine Baumwollsocke oder den Daumenverband geben, am Ende verknoten. Zwischen 2 Wärmflaschen mit warmem (nicht heißem!) Wasser nur leicht erwärmen. Säckchen so aufs Ohr legen, dass auch der Knochen hinterm Ohr bedeckt ist. Mit Stirnband fixieren. 1–2 Stunden auf dem Ohr lassen, bei Babys keine Erwärmung der Auflage und nur 15–20 Minuten aufliegen lassen.

Bitte beachte: Das Zwiebelsäckchen darf auch bei Erwachsenen und großen Kindern nur lauwarm sein, wenn du es aufs Ohr legst. Keine Wärme bei Verdacht auf Mittelohrentzündung – dadurch könnte das Trommelfell platzen.

Eine Nasennebenhöhlenentzündung kann sich aus einer Erkältung entwickeln. Man merkt sie, wenn das Nasensekret grünlich-schleimig wird und beim Vorbeugen des Kopfes Schmerzen auftreten. **Bitte beachte:** Es gibt auch eine kaum bemerkte chronische Form, die jedoch viel Energie kostet und als stiller »Herd« das Immunsystem belastet.

Auflagen mit Leinsamensäckchen

Materialien:

2–4 EL Leinsamen

2 Papierteefilter für losen Tee

heißes, nicht kochendes (!) Wasser

Durchführung:

Je 1–2 EL Leinsamen in die beiden Tee-Papierfilter füllen. In einen Suppenteller legen, mit heißem Wasser übergießen und einige Minuten quellen lassen. Die Leinsamensäckchen vorsichtig ausdrücken, die Temperatur sorgfältig prüfen und auf Kieferhöhlen oder Stirnhöhle auflegen. Vorsichtig mit einem Tuch, Schal oder Stirnband fixieren. Als Zwischenlage Küchenkrepp verwenden.

Info: Leinsamen wird hier als Wärmeträger bei Nasennebenhöhlenentzündung (Sinusitis) eingesetzt. Die Auflage wirkt jedoch nicht nur erwärmend, sondern auch befeuchtend. Sie eignet sich daher vor allem für Beschwerden, die durch Trockenheit der Schleimhäute gekennzeichnet sind.

Salz-Fußbad

Materialien:
1 Plastikwanne
1 Handvoll (Meer-)Salz

Durchführung:
Circa 40 °C warmes Wasser (falls kein Thermometer zur Hand ist: Das Wasser soll warm sein, aber nicht heiß) in die Wanne füllen – am besten so hoch, dass es bis zur Mitte der Wade reicht. Das Salz darin auflösen. Die Füße hineinstellen und 10–15 Minuten darin baden. Abtrocknen. Ruhen.

Info: Es gibt eine sehr interessante Wechselbeziehung zwischen der Nase beziehungsweise den Nasennebenhöhlen und den Füßen. Deshalb sind Anwendungen über die Füße gerade bei einer Erkältung oder Nasennebenhöhlenentzündung so erfolgreich.

Bitte beachte: Brich das Fußbad ab, wenn es zu einem Schweißausbruch kommt. Bei Krampfadern kein zu warmes Wasser verwenden.

Je nachdem, wie schnell du anfängst zu schwitzen und wie schwach oder stark du auf derartige Anwendungen reagierst, würde man die Menge des Salzes variieren.

Je mehr Salz sich im Badewasser befindet, je höher die Salzkonzentration ist, desto stärker wird das Blut in die Füße »gezogen«. Eine hohe Salzkonzentration ist entsprechend ein starker Reiz (für Haut und Kreislauf), eine geringe Salzkonzentration ein schwacher Reiz. Je stärker der Reiz ist, desto genauer muss man hinschauen, wie angenehm die Anwendung ist und wie stark der Körper reagiert. Wenn du eher empfindlich bist, dann fang mit 1–2 EL Salz an und schau, ob das schon eine entlastende, angenehme Wirkung hat. Nach und nach kannst du dann die Salzmenge steigern.

Senfmehl-Fußbad

Materialien:

1–2 EL schwarzes oder weißes Senfmehl,
    bei Kindern nur 1 TL
Eimer
Wasser (höchstens 38 °C)
1 Handtuch
Wasser zum Abspülen
Körperöl zum Eincremen

Durchführung:

Eimer mit warmem Wasser füllen, sodass die Waden möglichst zu ⅔ im Wasser stehen
(besorg dir hier am besten einen separaten Eimer, der nur für Fußbäder verwendet
wird). Das Senfmehl in das Wasser geben und verteilen. (Der schwarze Senf ist
schärfer als der weiße, also mit weißem Senfmehl beginnen.)

Die individuelle Reaktion ist sehr unterschiedlich, weswegen es gilt, die Senfmehl-
menge hier entsprechend anzupassen. Bei älteren Kindern wird nur 1 EL Senfmehl
verwendet.

Füße in den Eimer stellen. Die gängige Empfehlung für die Anwendungsdauer beträgt
5–10 Minuten, wobei es typischerweise schon nach einigen Minuten zu einem
Brennen kommt. Es sollte durchaus etwas brennen, und auch eine Rötung der Haut ist
erwünscht, beides jedoch darf auch nicht zu stark sein. Wenn die Temperatur
nachlässt, kann etwas warmes Wasser nachgegossen werden.

Füße aus dem Bad nehmen, gut abspülen, abtrocknen, einölen.

Dicke Socken anziehen – und ½ Stunde Füße hochlegen und Pause machen.

Spül auch die Wanne gut ab, damit keine Reste vom Senfmehl daran haften bleiben.

Nicht mehr als einmal täglich anwenden, bevorzugt am Vormittag. Das ist die
kurmäßige Anwendung, zum Beispiel über 1 Woche. Ansonsten zweimal pro Woche

über mehrere Wochen. Keine weitere Anwendung, wenn es zu Kreislauf- oder Hautreaktionen kommt.

Info: Das Senfmehl-Fußbad wird eingesetzt bei kalten Füßen, zur Vorbeugung von Infekten, bei einer Nasennebenhöhlenentzündung, aber auch bei Kopfschmerzen und beginnender Migräne. Zudem dient es der allgemeinen Erwärmung.
Äußerlich wirkt das Senfmehl-Fußbad durchblutungsfördernd und hautreizend.
Aus traditioneller Sicht gehört es zu den sogenannten »Ableitungsverfahren«.
Dies bedeutet, dass das Blut aus dem Kopf durch den Hautreiz in die Füße »gezogen« und dadurch die allgemeine Durchblutung angeregt wird.

Bitte beachte: Nicht angewendet werden darf das Senfmehl-Fußbad bei Krampf-adern und anderen Venenerkrankungen, einer Allergie gegen Senf oder Unverträg-lichkeit von Senföl, Sensibilitätsstörungen, akuten entzündlichen Prozessen, Haut-verletzungen oder Durchblutungsstörungen der Beine. Auch während der Menstruation (Anregung der Blutung ist möglich), der Schwangerschaft und Stillzeit, bei Herz-Kreislauf- und Nieren-Erkrankungen wie auch bei Kindern unter 6 Jahren sollte das Senfmehl-Fußbad nicht zur Anwendung kommen.

Aphthen (Bläschen beziehungsweise Papeln) und Mundschleimhautentzündung sind Symptome für meist tieferliegende Ursachen. Kommt es zu Erkrankungen des Mundraums, ist der Zahnarzt der wichtigste Ansprechpartner. So verstehen sich die folgenden Mittel als Ersthilfe beziehungsweise als unterstützende Therapie.

Ölziehen II

Morgens auf nüchternen Magen 1 TL bis 1 EL Sonnenblumenöl mit geschlossenem Mund durch die Zähne ziehen für etwa 5–15 Minuten. Danach ausspucken und den Mund gründlich reinigen. Probier's doch mal, während du unter der Dusche stehst.

Info: Rückmeldungen von Anwendern ergaben vor allem eine infektvorbeugende Wirkung im Hinblick auf Infekte der oberen Atemwege (siehe auch »Bei Anfälligkeit für Infekte«) und eine Besserung von Entzündungen im Mund-Rachen-Raum. Vermutlich bindet das Öl zunächst fettlösliche Gifte, später dann, wenn es durch das »Ziehen« emulgiert ist, auch wasserlösliche Substanzen.

Bitte beachte: keine Anwendung bei bekannt lockeren Plomben oder Inlays.

Kamillentee und -extrakt

Zutaten:

1 Tasse starker Kamillentee
   (1 gehäufter TL Kamillenblüten auf 150 ml Wasser),
   alternativ Fluidextrakt aus der Apotheke

Durchführung:

Bereite einen starken Kamillentee zu. Gib alternativ 20–30 Tropfen Fluidextrakt in 1 Glas Wasser. Bei akuten Entzündungen stündlich für 5 Minuten gurgeln. Für Zahnfleischpinselungen den unverdünnten Fluidextrakt verwenden.

Info: Kamillenblüten sind ein echter Allrounder. Sie wirken vor allem antiinfektiös und entzündungsmindernd. Daher können sie immer bei Entzündungen der Haut und der Schleimhäute eingesetzt werden.

Bitte beachte: keine Anwendung bei Korbblütlerallergie. Siehe auch den Hinweis zur Entsorgung der Kamille im Abschnitt »Vierzig ›Super-Regios‹ im Porträt« (Teil 2).

Atemwege

Heiserkeit und Husten sind Symptome einer Entzündung in Rachen, Kehlkopf oder Bronchien. Geh zum Arzt, wenn sich die Beschwerden verschlechtern oder anhalten.

Leinsamentee

Zutaten (Dosis für 1 Tag):
1 EL Leinsamen, ungeschrotet
1 TL brauner Kandis (optional)
200 ml kaltes Wasser
Saft von ½ Zitrone

Zubereitung:
Variante 1: Leinsamen mit Wasser übergießen. Kalt 30–60 Minuten einweichen lassen, ab und zu umrühren. Flüssigkeit abseihen. Eventuell leicht erwärmen.
Variante 2: dem Leinsamen und Wasser noch braunen Kandis zugeben.
Alles zusammen 2 Minuten köcheln lassen, dann sofort durchseihen. Zitronensaft zugeben (nur wenn die Schleimhaut nicht zu gereizt ist und der Zitronensaft brennt) und in eine Thermoskanne füllen. Schluckweise über mehrere Stunden trinken, eher wie einen Hustensaft in kleinen Mengen. Vor Gebrauch Kanne leicht schütteln. Mehrmals täglich zubereiten.
Info: Leinsamen ist eine Schleimdroge, die quillt. Sie legt einen gelartigen Film über die gereizte Schleimhaut. Dadurch wird der Hustenreiz gestillt.

Süßholzwein

Zutaten (für 1 große Flasche):

4 EL Süßholzwurzel

1 l Rotwein (bio)

Zubereitung:

Süßholzwurzel in Rotwein geben. 14 Tage in einer verschlossenen Flasche bei Zimmertemperatur stehen lassen; abseihen und kalt stellen. Gut zum Vorbeugen austrocknender Schleimhäute durch Heizungsluft: ab und zu 1 Schnapsglas davon.

Info: Früher gab man alten Menschen oder Geschwächten Rotwein – so wie im Märchen vom Rotkäppchen –, damit sie sich stärken konnten. Süßholz ist eine wichtige Hustenpflanze, die zudem antivirale Eigenschaften hat.

Hustensirup
aus Gemüse

Zutaten (für 1 kleine Flasche):

1 Knolle schwarzer Rettich
2 rote Zwiebeln
1 Knolle Knoblauch
2 cm frische Meerrettichwurzel, alternativ 1 EL aus dem Glas
2 cm Ingwerwurzel
1 TL Meersalz
frisch gemahlener schwarzer Pfeffer
5 EL Rohrohrzucker

Zubereitung:

Das Gemüse und die Wurzeln in der Küchenmaschine mit feiner Raspelscheibe raspeln, mit Salz, Pfeffer und Zucker verrühren. Im Kühlschrank ½ Stunde ziehen lassen. Die Masse in ein altes Geschirrtuch geben und gut ausdrücken.
Den Saft teelöffelweise alle ½ Stunde einnehmen.

Info: Die Anregung zu diesem Herstellungsverfahren und das Originalrezept, das leicht variiert wurde, stammt von einer Bekannten: Carmen Fischer.
Wir finden den Gedanken, nicht nur Zwiebeln, sondern richtig viel Gemüse für einen Hustensaft zu verwenden und das auch noch in der Küchenmaschine herzustellen, einfach großartig. Ideen muss man haben!

Schneller Zwiebelhustensaft

Zutaten (für 1 Tagesportion):

1 Zwiebel

2 EL Zucker

⅛ l Wasser

Zubereitung:

Zwiebel fein hacken, mit 2 EL Zucker mischen, in ⅛ Liter Wasser einige Minuten
kochen, abseihen, drei- bis fünfmal täglich 1 EL einnehmen.

Info: Im Vergleich zum nächsten Rezept, bei dem die Wirkstoffe über Nacht ausgezogen werden, handelt es sich hier um eine schnelle Variante, bei der man in Kauf
nimmt, dass die Zwiebel erhitzt wird und die Wirkstoffe zum Teil flüchtig werden.

Bitte beachte: keine Anwendung bei Kindern unter 1 Jahr! Möglichst täglich frisch
zubereiten.

Zwiebelhustensaft

Zutaten:

1 Zwiebel

4 TL Zucker oder ein anderes Süßungsmittel

Zubereitung:

Zwiebel klein schneiden, mit dem Zucker in ein sauberes Schraubglas geben,
vermischen. Mit Deckel verschließen. Über Nacht stehen lassen. Die Flüssigkeit
abseihen, die Zwiebelreste entsorgen.

Info: Die Wirkstoffe in der Zwiebel werden durch den Zucker ausgezogen.
Es entsteht ein Hustensaft, der je nach Alter – gerade wenn er für Kinder zubereitet
wird – und Empfindlichkeit weiter verdünnt werden kann.

Bitte beachte: täglich frisch zubereiten.

Zwiebelsirup
nach Pfarrer Künzle

Zutaten:

500 g Zwiebeln

250 g Zucker

Zubereitung:

Zwiebeln schälen, in dünne Scheiben schneiden und in einem Topf zugedeckt ohne Wasserzusatz erhitzen. Dann Zucker zugeben und unter Rühren köcheln lassen, bis die Zwiebeln zu einem dicken Brei verkocht sind. In Flaschen abfüllen und dicht verschließen. Dieser Sirup ist im Kühlschrank mehrere Monate haltbar.

Bei Husten und Erkältung stündlich 1 TL.

Info: Pfarrer Johann Künzle (1857–1945) war ein bedeutender Kräuterkenner aus der Schweiz.

Zwiebel-Apfel-Saft
oder -Kompott

Zutaten:

2 süße Äpfel

½ kleine Zwiebel

Zubereitung:

Äpfel waschen und entkernen. Zwiebel häuten. Beides in den Entsafter geben. Alternativ können die entkernten Äpfel und die Zwiebel klein geschnitten und geköchelt werden, sodass ein Saft entsteht, der eingenommen werden kann. Alternativ kann die Apfelkompott-Zwiebel-Mischung als Ganzes gegessen werden, zu Reis oder Kartoffeln. Man kennt dies von Gerichten mit gebratenen Zwiebeln und Apfelkompott, es ist eine gelungene Geschmackskombination.

Info: Der Zwiebel-Apfel-Saft ist ein typisches Rezept aus der Küche, in dem – gerade für Kinder – etwas kreiert wird, was noch schmeckt, gesundheitsfördernd ist, aber noch nicht so arzneilich wie die intensiveren Rezepte, die die Zwiebeln höher dosieren. Eingenommen wird der Saft bei Husten, zur Stärkung des Immunsystems und zur Vorbeugung und Behandlung von Arteriosklerose. Auch das Kompott mit der Zwiebel kann zu diesem Zweck immer wieder angeboten werden.

Zwiebeldampf

Materialien:

2 Zwiebeln
Wasser
möglichst 1 einzelne Kochplatte

Durchführung:

Zwiebeln schälen und grob würfeln. In einen Topf geben. Mit Wasser aufgießen, sodass die Zwiebeln sehr gut bedeckt sind. Einmal aufkochen, dann ohne Deckel (!) auf niedriger Flamme weiterköcheln lassen. Man hält sich nun in dem Raum mit dem dampfenden Wassertopf auf – in der Küche oder, falls die Kochplatte vorhanden ist, auch in einem anderen Zimmer. Nach 30 Minuten wird die Platte ausgeschaltet, das Zwiebelwasser entsorgt.

Info: Die Anwendung wird eingesetzt bei festsitzendem Husten, Erkältung und – hier unbedingt Rücksprache mit dem Arzt halten! – asthmatischer Bronchitis. Die Luft im Zimmer wird befeuchtet. Die wasserlöslichen Senföle aus der zerschnittenen Zwiebel werden mithilfe des Wasserdampfs in der Luft verteilt.

Bitte beachte: Die Herdplatte muss unbedingt beaufsichtigt werden, insbesondere bei der Anwendung für Kinder. Im Zweifelsfall auf dem Herd stehen lassen und dem Kind in der Küche eine Geschichte vorlesen. Und darauf achten, dass das Wasser nicht unbemerkt komplett verkocht und der Topf ruiniert wird.

Husten-Zwiebelsalbe

Zutaten (für 1–2 Anwendungen):

1 Zwiebel

100 g Pflanzenmargarine

Zubereitung:

Zwiebel pellen, fein hacken oder grob raffeln. Fett erwärmen. Zwiebelwürfel dazugeben. 30 Minuten auf niedriger Flamme köcheln lassen, bis sie glasig sind. Durch ein Sieb abseihen. Mit der noch warmen Masse werden Brust und Rücken eingerieben, anschließend mit alten Baumwolltüchern umwickelt.

Info: In vielen Ländern wird aus in Fett gedünsteten Zwiebeln eine schnelle Salbe hergestellt. Wir empfehlen eine vegane Variante mit Pflanzenfett. Angewendet wird die Salbe bei Erkältungen und Husten.

Die Wirkstoffe aus der Zwiebel gehen in das Fett über. Sie werden durch die ölige Anwendung besser von der Haut aufgenommen. Die Wärme entspannt die Muskulatur im Brustkorb.

Fenchelsirup

Zutaten (für 1 kleine Flasche):
50 g Fenchelfrüchte aus der Apotheke, angestoßen
50 g Zucker

Zubereitung:
Fenchelfrüchte in einen Topf geben. Gerade mit Wasser bedecken.
Etwa 20 Minuten zugedeckt sieden, nicht kochen. Zucker dazugeben, auflösen,
circa 10 Minuten unter Rühren weiter einköcheln lassen. Abseihen. In einer sauberen
Schraubflasche aufbewahren. Hält etwa 3–4 Monate. Drei- bis viermal täglich 1 TL
einnehmen, im Mund zergehen lassen und langsam schlucken.

Info: Es gibt wenige Rezepte, in denen wir Zucker ausdrücklich empfehlen. Gerade
bei der Herstellung eines Hustensaftes aber führt die Zugabe von Zucker zu einer
höheren Viskosität. Diese dickflüssige Konsistenz ist – gerade bei Husten – von Vorteil,
da der Sirup dadurch die gereizte Schleimhaut benetzt und so die Rezeptoren
bedeckt, die den Hustenreiz auslösen.

Fenchel-Anis-Kümmel-Tee

Zutaten:

*Fenchel-Anis-Kümmel-Mischung als Teebeutel,
alternativ zu gleichen Teilen selbst gemischt*

Zubereitung:

Teebeutel mit nicht mehr kochendem Wasser übergießen und zugedeckt 5–10 Minuten ziehen lassen. In kleinen Schlucken trinken. Stellst du die Beutel selbst her, müssen alle Früchte angestoßen und gut aufbewahrt werden.

Wenn du die Früchte selbst mischst, müssen sie angestoßen werden, damit die ätherischen Öle darin freigesetzt werden können. Das heißt, falls du Fenchel, Anis und Kümmel in deinem Gewürzregal hast, dann mörsere sie ein wenig an; wenn du keinen Mörser hast, gib sie auf ein Brett, und quetsch sie mit einem Messergriff.

Info: Fenchel, Anis und Kümmel gehören zu einer Pflanzenfamilie – den Doldenblütlern –, die die Drüsentätigkeit anregen. Das bekommt den Verdauungsdrüsen, aber auch den Schleimdrüsen in den Atemwegen gut. Greif zu diesem Tee, wenn du einen sehr sanften Hustentee möchtest, der mild entkrampfend und schleimlösend wirkt – und der gleichzeitig auch der Verdauung guttut.

Bitte beachte: Wenn du eine größere Menge vorbereitest, müssen diese frischen Arzneidrogen unbedingt luftdicht verschlossen werden, beispielsweise in einem Schraubglas, damit die ätherischen Öle sich nicht verflüchtigen.

Thymiantee
bei krampfartigem Husten

Zutaten (für 2 Tassen):

1 gestrichener TL Thymiankraut

1 großes Glas nicht mehr kochendes Wasser

Süßmittel oder Zitronensaft (optional)

Zubereitung:

Thymiankraut mit dem Wasser übergießen, 10 Minuten zugedeckt ziehen lassen, abseihen. Mehrmals täglich eine Tasse trinken. Natürlich kannst du den Tee auch etwas süßen – das geht gerade bei Hustentees sehr gut – oder mit Zitronensaft anreichern.

Info: Bei krampfartigem Husten hat sich besonders der Thymian bewährt, weil er krampflösend und gleichzeitig antibakteriell wirkt. Die Heilpflanze schmeckt etwas streng und kann daher sehr gut mit Anis oder Fenchel gemischt werden.

Kartoffelauflage bei festem Husten

Materialien:

12–14 ungeschälte Bio-Kartoffeln
   (am besten mehlig kochend)
1 Badetuch
2 Frotteehandtücher

2 Geschirrtücher
4 Lagen Küchenkrepp
Kartoffelstampfer o. Ä.
Sicherheitsnadeln

Durchführung:

Die Kartoffeln gar kochen und circa 10–15 Minuten auskühlen lassen. Derweil das Badetuch quer in Brusthöhe auf ein Bett oder Sofa legen. Ein Frotteehandtuch ausbreiten, darauf ein Geschirrtuch und darüber eine Lage Küchenkrepp legen. Obendrauf die Hälfte der Kartoffeln geben und mit dem Kartoffelstampfer zerdrücken. Mit einer weiteren Lage Küchenkrepp abdecken. Das Geschirrtuch einschlagen, mit Sicherheitsnadeln fixieren, dann das Frotteehandtuch darüber einschlagen. Auf die gleiche Weise mit dem Rest der Kartoffeln eine weitere Auflage vorbereiten. An der Innenseite des Unterarms prüfen, ob die Temperatur der Auflagen angenehm ist. Dann erst – mit der faltenfreien Seite zur Haut – auf den nackten Oberkörper (je eine Auflage auf Brust und Rücken) auflegen. Nicht fixieren: Die Wärme der Kartoffeln dringt erst mit der Zeit durch das Handtuch, sodass man immer die Option lassen muss, den Wickel schnell abzunehmen. Das Badehandtuch locker um den Brustkorb schlagen, zudecken. Die Auflage so lange anwenden, wie sie als angenehm empfunden wird. Maximal einmal täglich.

Info: Die Kartoffelauflage wirkt wärmend, befeuchtend, entgiftend und entsäuernd.

Bitte beachte: Die Kompresse kann sehr heiß sein, wenn man sie zu früh auflegt. Im schlimmsten Fall kann es zu Verbrennungen kommen. Deshalb noch mal der Hinweis: Nie fixieren!

Keine Anwendung bei kleinen Kindern! Bei älteren Kindern anwesend bleiben für den Fall, dass ihnen die Hitze zu stark wird. Außerdem muss die Kompresse gut »gesichert« werden, damit die heißen Kartoffelstückchen nicht herausfallen.

Bei alten Menschen ist die Wärmeempfindlichkeit oft nicht mehr so gut. Hier musst du dich selbst davon überzeugen, dass die Kartoffelauflage nicht zu heiß ist.

Bei hochakuten Entzündungen, Verschlimmerung durch Wärme, Sensibilitätsstörungen und Bluthochdruck solltest du auf die Anwendung verzichten.

Magen und Darm

Bei einem Reizmagen gibt es Beschwerden, aber noch keinen »objektiven Befund«, der Arzt oder die Ärztin können noch keine deutlichen Veränderungen feststellen. Nimm deine Beschwerden dennoch ernst, damit es nicht so weit kommt.

Möhren, Fenchel und mehr

Dein Magen ist empfindlich. Deshalb musst du mit dem Essen aufpassen: nichts Kaltes, nichts ganz Heißes, nichts Scharfes, keine Genussmittel, kein Kaffee, kein Nikotin, kein Zucker, wenig blähende Hülsenfrüchte und am besten gedünstet oder gekocht. Einfach eine milde Kost, bis es dir besser geht.

Empfehlenswert sind Fenchel, Möhren, Rote Bete, Schmorgurken, Sellerie, Topinambur, Zucchini, außerdem Haferflocken in Wasser (wenn du Gluten verträgst, ansonsten beispielsweise Buchweizenflocken), Knäckebrot (wenn du Gluten verträgst), lange gekaut und eingespeichelt mit Gemüsebrühe, Sesamsalz et cetera.

Leinsamentee

Zutaten:

1 EL Leinsamen

¼ l Wasser

Zubereitung:

1 EL Leinsamen mit heißem, nicht mehr kochendem Wasser übergießen, 10 Minuten stehen lassen, trinken. Es ist auch möglich, den Leinsamen in einen leeren Teebeutel, wie man ihn zur Zubereitung von losem Tee kaufen kann, zu füllen und direkt in der Tasse quellen zu lassen.

Info: Als Schleimzubereitung wird Leinsamen bei Gastritis und Enteritis, also Magenschleimhautentzündung und Darmentzündung, eingesetzt. Reizmagen und Gastritis sind die wichtigste Indikation des Verdauungstraktes, bei der Leinsamen vorquillt. Der Schleim wirkt reizmildernd und puffert die Magensäure ab.

Bitte beachte: Bei Ausstülpungen (Divertikeln), Einrissen oder Verengungen (Stenosen) im Darm muss der Leinsamen auf jeden Fall abgeseiht werden.

Gewürzmischung
für Atem und Verdauung

Zutaten:

2 Teile Anisfrüchte
2 Teile Fenchelfrüchte
1 Teil Kümmelfrüchte
1 Teil Korianderfrüchte

Zubereitung:

Anis-, Fenchel-, Kümmel- und Korianderfrüchte mischen, diese Mischung in einem Schälchen auf den Esstisch stellen oder sie für unterwegs in eine kleine »Pillendose« geben. Eine kleine Menge dieser Früchte, nach den Mahlzeiten genossen, sorgt für einen guten Atem und bessere Verdauung.

Info: Anis, Kümmel und Fenchel sind der »Drei-Winde-Tee«, mit Koriander dazu der »Vier-Winde-Tee«. Es handelt sich bei all diesen Gewürzen um Samen – korrekt: Früchten –, deren ätherisches Öl erst freigesetzt wird, wenn die Früchte aufgebrochen werden. Dies kann durch ein Anstoßen im Mörser geschehen oder aber, noch einfacher, wenn die Früchte gekaut werden. Daher bietet es sich gerade für alle Samen an, dass man sie in die Ernährung einbaut, ob nun pur (beispielsweise Kümmelsamen auf einer Kümmelstange) als Gewürzmischung oder auch im Essen.

Kamillen-Rollkur

Zutaten:

1 große Tasse (200 ml) Kamillentee (s. nächstes Rezept)

Durchführung:

Morgens auf nüchternen Magen ¼ Tasse Kamillentee trinken und dann 5 Minuten auf den Rücken legen. ¼ Tasse Tee trinken, 5 Minuten auf linker Seite liegen, ¼ Tasse Tee trinken, 5 Minuten auf dem Bauch liegen. Den Rest trinken, 5 Minuten auf rechter Seite liegen. So kommt die Magenschleimhaut noch vor dem Frühstück mit den beruhigenden und entzündungslindernden Inhaltsstoffen in Kontakt

Info: Kamillenblüten sind eine wunderbare Arzneidroge bei Magenschleimhautentzündungen – vor allem, wenn sie die gesamte Magenschleimhaut von innen benetzen. Dazu dient die überlieferte »Rollkur«.

Bitte beachte: Siehe auch den Hinweis zur Entsorgung der Kamille im Abschnitt »Vierzig ›Super-Regios‹ im Porträt« (Teil 2).

Ging wieder etwas rum? Und nun leidest du unter Übelkeit, Erbrechen, Durchfall, Bauchweh … Gib dir und deinem Bauch Zeit, sich zu erholen. Und wenn du Kamillentee und Haferflocken im Haus hast, kannst du gleich anfangen, es dir gut gehen zu lassen.

Kamillentee

Zutaten (für 1 Portion):

1 TL getrocknete Kamillenblüten aus der Apotheke
1 großes Glas Wasser

Zubereitung:

Die Kamillenblüten mit kochend heißem Wasser überbrühen, 5 Minuten zugedeckt ziehen lassen, abseihen.

Drei- bis viermal täglich eine Tasse zwischen den Mahlzeiten. Das Ganze am besten kurmäßig über einige Wochen.

Info: Kamillenblüten sind wunderbar für die unterschiedlichsten Anwendungen – sie haben ein breites Anwendungsspektrum. Sie wirken krampflindernd und entspannen die Muskeln von Magen und Darm. Zudem mindern sie Entzündungen und eignen sich zum Einsatz bei »verdorbenem Magen«.

Bitte beachte: keine Anwendung bei Allergien gegen Korbblütler. Wenn andere Medikamente eingenommen werden, bitte mit dem Arzt sprechen. Siehe auch den Hinweis zur Entsorgung der Kamille im Abschnitt »Vierzig ›Super-Regios‹ im Porträt« (Teil 2).

Haferschleimsüppchen

Zutaten (für 1 Portion):

2–3 EL Haferflocken
150–200 ml Wasser
1 Prise Salz
optional etwas Hafermilch oder Gemüsebrühe

Zubereitung:

Haferflocken in Wasser unter Rühren aufkochen, dann zugedeckt auf kleiner Flamme köcheln lassen, gegebenenfalls etwas Wasser nachgießen, 1 Prise Salz dazugeben. Je nachdem, was du vertragen kannst, kannst du den Brei aromatisieren: mit etwas Hafermilch süß oder auch mit Gemüsebrühe herzhaft. Verzichte aber bei einem »frischen Infekt« auf Zucker.

Info: Hafer ist nährend und vitalisierend, außerdem eine gute Schon- und Aufbaukost nach Turbulenzen im Magen-Darm-Trakt. Man kann Haferflocken (pur, als Mischung, auch »ohne Kochen«) oder Schmelzflocken verwenden.

Wenn du Blähungen hast, dann stimmt etwas mit deiner Verdauung nicht, und du solltest vielleicht erst einmal einen Gang herunterfahren, was die Gerichte und die Verdaulichkeit der Nahrungsmittel angeht: Bevorzuge leichtverdauliche Kost und warmes, regelmäßiges, leichtes Essen. Nach und nach wird sich in der Regel die Darmflora wiederaufbauen, und du kannst dann auch wieder schwerer verdauliche Lebensmittel zu dir nehmen.

Anis-Fenchel-Kümmel-Tee

Zutaten:

2 Teile Anisfrüchte
2 Teile Fenchelfrüchte
1 Teil Kümmelfrüchte

Zubereitung:

Du kennst es schon: Wir empfehlen hier vor allem Mischungsverhältnisse, die sich bewährt haben. Die Menge bestimmst du selbst, abhängig davon, wie oft du den Tee trinken willst. Die Früchte in der Apotheke anstoßen lassen, wenn du eine größere Menge mischen lässt. Danach müssen sie luftgeschützt aufbewahrt werden, entweder in einem Braunglas oder in einer Blechdose. Sie sind maximal 1 Jahr haltbar. Für den Hausgebrauch ab und zu kann man auch kleine Mengen zu Hause selbst anmörsern oder quetschen. 1 gestrichenen TL der Teemischung mit einer Tasse kochendem Wasser übergießen und bedeckt 5–10 Minuten ziehen lassen, abseihen. Mehrmals täglich eine Tasse trinken.

Info: Dieser Tee ist wirklich bei allem gut – Husten, Bauchweh, Nervosität, die Arbeit am Schreibtisch, Stillen und dergleichen mehr. Es gibt neben der eigenen Mischung gute Teebeutel auch in ganz normalen Supermärkten. Das Gute: Bei dieser Teemischung gibt es fast keine Nebenwirkungen, selbst kleine Babys vertragen schon Fenchel, Anis und Kümmel. Das will was heißen!

Bäuchleinöl selbst gemacht

Zutaten:

insgesamt 2 EL der Teemischung Anis, Fenchel, Kümmel (s. o.)
1 Schraubglas
100 ml Öl, z. B. Mandelöl

Zubereitung:

2 EL der Teemischung aus dem vorangegangenen Rezept in einem Mörser oder einer alten Kaffeemühle zerstoßen. Die Früchte müssen nicht fein gemahlen sein, sondern einfach nur angestoßen werden. Ins Schraubglas geben. Das Öl auf eine lauwarme Temperatur bringen und es in das Glas geben. Die Früchte und das Öl gut vermischen. Verschließen und 3–4 Wochen durchziehen lassen, dabei immer wieder etwas schütteln. Danach das Öl durch ein feines Sieb oder noch besser einen Kaffeefilter abseihen. Nun in eine saubere Glasflasche füllen. Gut beschriften und an einem dunklen Ort lagern.

Info: Die ätherischen Öle sind fettlöslich und werden daher auch von der Haut aufgenommen.

Sodbrennen ist nur ein Symptom, das auf etwas Grundlegenderes hinweist. Es kann verschiedene Ursachen haben, die abgeklärt werden sollten. Sodbrennen kann viel mit der Ernährung zu tun haben, mit einem Übermaß an Genussmitteln wie Kaffee oder Alkohol und auch an einer etwas gekrümmten Haltung bei der Schreibtischarbeit liegen.

1 Stückchen Kartoffel

Kartoffeln sind als Gemüse besonders basisch und neutralisieren Säuren. Ein alter Tipp der Volksmedizin ist daher, bei Sodbrennen ein kleines Schnapsglas gepressten Kartoffelsaft (frisch gepresst oder aus dem Reformhaus) zu trinken oder ein Stück rohe Kartoffel zu kauen, gut einzuspeicheln und zu essen.

Kü-Ka-Lei-Wa

Zutaten (für 1 Tagesration):
1 Kartoffel
2 TL Leinsamen
1 TL Kümmelfrüchte
1 l Wasser

Zubereitung:
Kartoffel schälen und klein schneiden, mit Leinsamen und Kümmel in Wasser aufsetzen, 20 Minuten köcheln lassen, dann abseihen und in eine Thermoskanne füllen. Flüssigkeit über den Tag verteilt warm trinken.

Info: »Kü-Ka-Lei-Wa« steht für »Kümmel, Kartoffeln, Leinsamen, Wasser«. Es wird eingesetzt bei Sodbrennen und säurebedingten Magenschmerzen. Der »Geheimtipp« stammt von dem Arzt Dr. Michael Elies, mit dem ich, Annette, schon sehr viel zusammen gearbeitet habe und der in gewisser Weise mein naturheilkundlicher Mentor ist. Die Mischung kombiniert die verdauungsfördernde und entkrampfende Wirkung des Kümmels, die basische Wirkung der Kartoffel und den Schleim der Leinsamen kombiniert und damit außerordentlich stark Säure entgegenwirkt und beruhigt. Das Mittel, das leider nicht besonders gut schmeckt, hilft bei Sodbrennen und säurebedingten Magenschmerzen, kann aber auch bei nervösen Magenschmerzen und Gastritis eingesetzt werden. Die Schleime beruhigen, die Basen neutralisieren die Magensäure, und der Kümmel wirkt entkrampfend.

Geriebener Apfel I

Zutaten (für 1 Portion):

½ Bio-Apfel

Glasreibe

Zubereitung:

Den Apfel waschen, entkernen, mit der Schale auf einer Glasreibe (oder, wenn keine zur Hand ist, auf einer anderen möglichst feinen Reibe) reiben, eine Weile stehen lassen. Teelöffelweise genießen.

Info: Diese Anwendung kennt man vor allem von Durchfall – sie ist aber auch hilfreich bei Sodbrennen. Der Apfel wirkt vermutlich durch das Pektin, das sowohl Magensäure bindet als auch einen schützenden Film über der Schleimhaut bildet.

Übelkeit ist ein Symptom – die Ursache gerade von anhaltender oder schwerer Übelkeit muss ärztlich abgeklärt werden.

Pfefferminztee

Zutaten:
1 TL getrocknete Pfefferminzblätter
   aus der Apotheke
1 große Tasse Wasser

Zubereitung:
Pfefferminzblätter mit heißem Wasser überbrühen, zugedeckt 10–15 Minuten ziehen lassen. Dreimal täglich trinken. Bei Übersäuerung des Magens nur 5 Minuten ziehen lassen, damit die Gerbsäure nicht in den Tee übergeht. Dreimal täglich 30 Minuten vor den Mahlzeiten in kleinen Schlucken trinken.

Info: Alternativ kannst du getrocknete Pfefferminzblätter aus dem Garten oder auch frische Pfefferminzblätter verwenden. Dann nimmt man etwas mehr. Wichtig beim Eigenanbau: Achte darauf, dass du wirklich die Echte Pfefferminze (Mentha piperita) hast.

Pfefferminztee wirkt krampflösend und verdauungsfördernd, darüber hinaus ist er jedoch besonders geeignet bei Übelkeit, Sodbrennen und Beschwerden der Gallenwege. Pfefferminztee wirkt, wie dies ja in viel stärkerem Maße auch beim Pfefferminzöl genutzt wird, leicht betäubend und kühlend. Daher bietet sich Pfefferminztee auch an, wenn die Bauchschmerzen mit einer leichten Übelkeit oder sogar einem Brechreiz einhergehen und eine leicht betäubende Wirkung durchaus wünschenswert ist.

Bitte beachte: Pfefferminztee sollte bei Säuglingen und Kleinkindern nicht angewendet werden, da diese oft empfindlich auf das Menthol reagieren. Keine Anwendung bei Gallensteinen ohne Rücksprache mit dem Arzt.

Durchfall ist immer ein Symptom für etwas Tieferliegendes – die grund-
legende Ursache muss geklärt werden. Die folgenden Hausmittel können
aber als Erste Hilfe das Wasser binden und dazu beitragen, vor einem
weiteren Elektrolytverlust zu schützen.

Bitte beachte: Säuglinge mit Durchfall *müssen sofort* zum Arzt.

Tipp: Eine gute Aufbaukost sind Reiswasser, Reis mit Salz, Kartoffeln und Karotten.

Geriebener Apfel II

Zutaten (für 1 Portion):
1 Bio-Apfel
Glasreibe

Zubereitung:
Den Apfel waschen, entkernen und ungeschält am besten auf einer Glasreibe reiben.
Ist keine Glasreibe zur Hand, eine andere möglichst feine Reibe verwenden.
Den Apfelbrei – so wird es auch heute noch von Kinderärzten empfohlen – eine Weile
stehen lassen, er sollte braun werden. Dann teelöffelweise einnehmen.
Info: Äpfel enthalten Vitamine, Mineralien, Spurenelemente (unter anderem Kalium)
und Wasser, daneben vor allem das sogenannte Pektin. Pektin ist ein pflanzlicher
Mehrfachzucker, der aus Kohlenhydratketten (»Galakturonketten«) besteht. Diese
Ketten bilden eine dreidimensionale Netzstruktur, wodurch sie, wenn sie Wasser
binden, in einen Gelzustand übergehen – eine Eigenschaft des Pektins, die beispielsweise bei der Herstellung von Marmeladen genutzt wird. Tatsächlich kann Pektin
aufgrund dieser chemischen Struktur bis zum Hundertfachen seines Eigengewichts
an Wasser binden. Die dadurch entstehenden Gele besitzen eine sehr große Ober-

fläche, mit der sie wiederum andere gelöste Substanzen absorbieren und binden: Abbauprodukte im Darm, Giftstoffe wie etwa Schwermetalle, auch Gallensäuren. Außerdem ist Pektin gegen bestimmte Bakterien wirksam.

Die ältere naturheilkundliche Literatur empfiehlt bei Magen-Darm-Verstimmung eine »Rohapfeldiät«, bei der über mehrere Tage ausschließlich auf einer Glasreibe geriebener Apfel gegessen wird: tagsüber alle 2 Stunden 1 Portion.

Getrocknete Heidelbeeren

Zutaten (auf Vorrat gekauft):
50 g getrocknete Heidelbeeren aus der Apotheke

Zubereitung:
Die Heidelbeeren können gekaut (Schulkinder 3 bis 5 Beeren, Erwachsene etwas mehr, vor dem Essen) oder zu einem Tee verarbeitet werden. Dafür 2 gehäufte EL Heidelbeeren mit ½ Liter kaltem Wasser aufsetzen, 10 Minuten köcheln, dann abseihen, abkühlen lassen, gut verschlossen aufbewahren. Den Tee über den Tag verteilt trinken. Säuglinge: drei- bis fünfmal täglich 1–2 TL, Kleinkinder drei- bis fünfmal täglich eine halbe Tasse, Erwachsene drei- bis fünfmal täglich eine Tasse. Man kann die getrockneten Heidelbeeren auch gut einfach kauen; sie müssen dann eine Weile eingespeichelt werden. Das Ganze erinnert etwas an Kaugummi.

Info: Heilpflanzen, die Gerbstoffe enthalten, dichten mit diesen Gerbstoffen die Darmschleimhaut ab. Eine milde Gerbstoffdroge sind getrocknete Heidelbeerfrüchte, weswegen es immer gut ist, für den Fall eines Magen-Darm-Infektes mit Durchfall einige davon im Haus zu haben. Getrocknete Heidelbeeren wirken zusammenziehend (adstringierend), mild entzündungshemmend, giftstoffbindend und stuhlfestigend.

Bitte beachte: Frische Heidelbeeren wirken abführend!!

Karottensuppe mit Salz

Zutaten (für 1 Tagesration):

500 g geschälte Karotten

1 l Wasser

etwas Pflanzenfett

1 TL Zucker

1 gestrichener TL Salz

1 großes Glas Wasser

Zubereitung:

Die Karotten waschen, putzen und 1–1½ Stunden kochen (wichtig).

Dann mit etwas Pflanzenfett anreichern und je 1 TL Zucker und Salz unterrühren.

Dazu ein großes Glas Wasser trinken. Alternativ können die Möhren – wie in der Originalversion des Kinderarztes Ernst Moro – püriert und mit Wasser wieder auf 1 Liter aufgefüllt werden.

Info: Beim langen Kochen der Karotten entstehen durch Spaltung der Moleküle bestimmte Wirkstoffe (Oligogalakturonsäuren, OGAs), die an Rezeptoren, welche von Bakterien angesteuert werden, »andocken« und so verhindern, dass sich die Bakterien an der Darmwand binden.

Bitte beachte: Koch die Suppe täglich frisch. Dies ist ein Rezept für den Notfall. Dauert der Durchfall länger, solltest du immer einen Arzt zurate ziehen.

Für Kinder gilt: Bei jedem Durchfall muss mit dem Kinderarzt zumindest Rücksprache gehalten werden; Säuglinge müssen in jedem Fall *unverzüglich* zum Arzt.

Er wird feststellen, was das Kind braucht.

Darmträgheit ist weitverbreitet. Mit der veganen Ernährung wirst du vermutlich weniger damit zu tun haben – denke auch ans Trinken und an eine ausreichende Bewegung.

Paste aus Trockenpflaumen, Walnüssen und Lebkuchengewürz

Zutaten (für einen kleinen Vorrat):

200 g Trockenpflaumen
100 g Walnüsse, gerieben
1 Prise Lebkuchengewürz
½ TL Zimt

Zubereitung:

Trockenpflaumen klein schneiden, über Nacht in etwas Wasser einweichen.
Mit den anderen Zutaten vermischen, zu einer Paste verrühren, die als Brotaufstrich geeignet ist oder auch löffelweise ins Müsli oder direkt gegessen werden kann.
Im Kühlschrank aufbewahren.
Info: Die Paste ist kein Abführmittel im engeren Sinne, aber eine sanfte Unterstützung des Darms und vor allem ein schönes Mitbringsel für ältere Menschen.

Leinsamen ganz

Für die Einnahme von ganzem oder »aufgebrochenem« Leinsamen gilt: pro EL Leinsamen 150–200 Milliliter Flüssigkeit einnehmen.

Info: Quellen Lein- oder Flohsamen vor der Einnahme, führt dies zu einem gewissen Schleimhautschutz bereits im Magen, weil die entstandenen Schleime die Magenschleimhaut auskleiden.

Leinsamen ist ein mild wirkendes Quellstoff-Abführmittel. Die Wirksamkeit basiert auf dem Schleim, der sich in der äußersten Schicht der Schale, das heißt an der Oberfläche, befindet. Außerdem enthält Leinsamen Rohfaser (Cellulose, Ballaststoffe) in der Schale. Durch das Quellen im Darm vergrößert sich das Füllungsvolumen. Ein Reiz wird insbesondere auf die Darmwand des Dickdarms ausgelöst, sodass die Peristaltik angeregt und der Darminhalt schneller weiterbefördert wird. Gleichzeitig bewirkt die Schleimschicht, die der Leinsamen auf die Innenseite des Darms legt, dass der Stuhl wie auf einer Gleitschicht weitertransportiert wird. Die Konsistenz des Stuhlinhalts wird verbessert.

Leinsamen wird innerlich bei anhaltender Verstopfung (habitueller Obstipation) eingesetzt.

Bitte beachte: Ganze Leinsamen solltest du nicht einnehmen, wenn du an Divertikeln (Darmaussackungen) leidest, da die Samen dort »festhängen« können, außerdem nicht bei Darmverschluss und Speiseröhrenverengung. Auch sollten zeitnah (2 Stunden vorher und nachher) keine Medikamente eingenommen werden.

Weizen- und Haferkleie

1 TL täglich Kleie zum Beispiel in den Frühstücksbrei einrühren.

Info: Die Kleien enthalten – anders als die Quellstoffe – unverdauliche Ballaststoffe, die das Stuhlvolumen vergrößern und dadurch den Weitertransport befördern. Kleie ist reich an Nährstoffen.

Bitte beachte: Zu viel Kleie in der Nahrung kann zu Bauchschmerzen führen.

Sauerkrautsaft

Morgens 1 Schnapsglas Sauerkrautsaft pur oder verdünnt trinken. Die Hartgesottenen nehmen ihn auf nüchternen Magen – prüfe, ob dir das bekommt –, ansonsten trinkst du den Saft nach dem Frühstück oder im Lauf des Vormittags. Das ist nicht ganz so »arzneilich« und lässt sich leichter in den Tagesablauf einbauen.

Info: Sauerkraut hat für viele Menschen eine abführende Wirkung. Definitiv verbessert Sauerkraut die Darmbesiedelung und baut das sogenannte Mikrobiom günstig auf. Eine vergleichsweise einfach zu dosierende Maßnahme ist Sauerkrautsaft, der teelöffelweise eingenommen werden kann und auch gut mit Apfelsaft gestreckt werden kann, um den Geschmack zu verbessern.

Bitte beachte: Es gibt Menschen mit einer Histamin-Intoleranz, die auch Sauerkraut nicht gut vertragen.

Muskeln und Knochen

Eigentlich dürfte Rheuma kein großes Thema von Veganern sein: Fleisch und Molkereiprodukte sind es ja, die eine Übersäuerung begünstigen, welche sich dann auf die Gelenke niederschlägt. Wenn es aber doch Probleme gibt – im Folgenden einige Tipps aus der gesunden Küche. Darüber hinaus hat die Pflanzenheilkunde zahlreiche einheimische Heilpflanzen zu bieten wie beispielsweise Weidenrinde oder Pappelextrakt.

Hagebuttenextrakt

Hagebutten haben einen erstaunlichen Effekt. Sie lindern Rheuma. Allerdings ist der entsprechende Wirkstoff Galaktolipid hitzelabil, er findet sich also nicht in Hagebuttentee, gekochtem Hagebuttenmus oder Hagebuttenmarmeladen. Neben einer rohen Marmelade von Hagebutten ist hier auf den Hagebuttenextrakt hinzuweisen.

Kohlauflage

Materialien (für 1 Anwendung):

1 Weißkohl
1 Kompresse
1 Mullbinde oder elastische Binde zum Fixieren
1 Messer
1 Resopalbrettchen
saubere, glatte Glasflasche

Durchführung:

Die dunklen äußeren Kohlblätter (verträglicher als Wirsing) abwaschen, trocken tupfen und dicke Blattadern herausschneiden, damit es nicht zu schmerzhaftem Druck kommt. Blätter auf einem Resopalbrettchen (ein Holzbrettchen würde den Saft annehmen) mit einer sauberen Glasflasche rollen, bis etwas Saft austritt (weil es ebenfalls den Saft aufnimmt, auch nicht das Nudelholz verwenden).

Im Fall eines Gelenkwickels die Kohlblätter dachziegelartig überlappend von unten nach oben auf das Gelenk auflegen und mit der Kompresse bedecken. Mit Mullbinde oder elastischer Binde umwickeln und fixieren. Anwendung einmal täglich.

Info: Kohl »zieht schlechte Säfte« und unterstützt die Ausleitung über die Haut. Verantwortlich dafür sind die antibakteriell wirkenden Senföle, die jedoch erst gebildet werden. Dafür ist es erforderlich, dass Vorstufen dieser Senföle, die Senfölglykoside, in Kontakt mit in anderen Zellen befindlichen Enzymen treten – das ist der Grund, weshalb die Blätter bei Kohlauflagen, so unterschiedlich überlieferte Rezepte auch sein mögen, immer gewalkt oder gerollt werden. Die Zellwände müssen aufgebrochen werden.

Nackenschmerzen sind ein häufiges Übel der modernen Arbeitswelt. Der ununterbrochene Blick aufs Smartphone und auf den Laptop begünstigen eine vorgezogene Kopfhaltung – und das tut dem Nacken alles andere als gut. Neben den hier vorgestellten symptomatischen Anwendungen ist es daher unbedingt wichtig, die Ursachen zu bekämpfen und trotz moderner Kommunikationsmedien den Arbeitsplatz so einzurichten, dass die Halswirbelsäule nicht darunter leidet.

Kartoffelauflage

Im Abschnitt »Bei Heiserkeit und Husten« wurden die Materialien für die Kartoffelauflage bereits genannt – dort findet sich auch die genaue Anleitung zur Anwendung. In ähnlicher Weise wird sie bei Nackenschmerzen eingesetzt und leistet hier gute Dienste, wenn die Nackenmuskeln chronisch verspannt sind. Die Kartoffelauflage lässt sich sehr gut an die Nackenpartie anmodellieren, und die feuchte Wärme dringt tief ins Bindegewebe und in die Muskulatur ein.

Johanniskrautöl, erwärmt

Johanniskrautöl wirkt entspannend und schmerzlindernd. Es wird leicht erwärmt, beispielsweise in einem Löffel über einer Kerze oder im Wasserbad bei größeren Arealen. Wer Johanniskraut nicht in der Apotheke kaufen, sondern selbst herstellen will, der findet die entsprechende Anleitung im Kapitel »Die Nerven«, Abschnitt »Bei Stimmungstiefs und depressiven Verstimmungen«.

Dinkel-Wacholder-Kissen

Zutaten:

Leinstoff, gewaschen (ca. 40 × 100 cm)
400 g Dinkelkörner
50 g Wacholderbeeren
Ingwer, gefriergetrocknet, nach Bedarf

Zubereitung:

Einen Schlauch von 80 Zentimeter Länge und 15 Zentimeter Breite nähen –
er soll hinterher als Schal gut auf deinen Schultern liegen, ohne herunterzurutschen.
Dinkelkörner mit den Wacholderbeeren (und einige Stückchen gefriergetrockneten
Ingwer nach Bedarf) mischen und in den Schal füllen. Die Körner verteilen und
den Schal etwa alle 15–20 Zentimeter abnähen, damit die Körner gleichmäßig
verteilt bleiben, auch wenn du den Schal umlegst. Am besten nähst du nun noch
einen Bezug.
Für die Anwendung erwärmst du das Getreidekissen. Leg es in den Backofen (50 °C)
und dann auf die Haut.
Info: Körnerkissen können die Wärme speichern und modellieren sich gut um
schmerzhafte Körperareale und Gelenke. Wenn du ein Glas mit Wasser in den
Backofen stellst, strahlt das Körnerkissen eine angenehme feuchte Wärme aus, die
tiefer in das Bindegewebe eindringt.

Blase

Eine Blasenentzündung, von der Frauen häufiger betroffen sind als Männer, macht sich durch Schmerzen oder Brennen beim Wasserlassen, Schmerzen im Unterbauch, starkem oder häufigem Harndrang bemerkbar, wobei jedoch jedes Mal nur wenig Urin kommt, vielleicht sogar unter Beimengung von etwas Blut. Als allgemeine Entzündungszeichen kann es auch zu Fieber und einer Beeinträchtigung des Allgemeinbefindens kommen. Man fühlt sich schlapp, elend und krank.

Der Arzt stellt die Entzündung im Urinstatus fest: Die Bakterien selbst sind nachweisbar, aber auch Blut oder Leukozyten dienen als Hinweise auf eine Entzündung.

Sitzbad

in Kamillentee

Materialien (für 1 Anwendung):

100 g Kamillenblüten

1 l heißes, nicht mehr kochendes Wasser

Topf, alternativ große Kanne mit Deckel

Teesieb

1 saubere Plastikwanne,
   alternativ die Badewanne verwenden, vorher ausspülen

1 Handtuch

1 Topf mit Deckel

Durchführung:

Kamillenblüten in einen Topf mit Deckel geben und mit dem heißen Wasser übergießen. 10 Minuten zugedeckt ziehen lassen, abseihen, dem Badewasser zugeben. Badetemperatur sorgfältig prüfen. Badedauer: 15 Minuten.

Es ist auch möglich, ein fertiges Kamillenblütenkonzentrat zu verwenden.

Info: Die Kamille wirkt vor allem entzündungswidrig, entkrampfend, wundheilungsfördernd und macht Bakteriengifte unschädlich. Die wichtigen ätherischen Öle sind wasserdampflöslich.

Bitte beachte: Siehe auch den Hinweis zur Entsorgung der Kamille im Abschnitt »Vierzig ›Super-Regios‹ im Porträt« (Teil 2).

Sitzdampfbad
mit Kamillenblüten

Materialien:

1–2 Handvoll Kamillenblüten,
 alternativ Kamillentinktur oder -fluidextrakt
1 sauberer Eimer
2–3 l heißes, aber nicht mehr kochendes Wasser

Durchführung:

Die Kamillenblüten in den sauberen Eimer schütten. Das heiße Wasser darübergießen.
Prüf nun als Nächstes die Temperatur – immerhin handelt es sich um deine wohl
empfindlichsten Körperteile, die mit dem Dampf in Kontakt kommen; und da soll es
sich um eine sanfte und wohltuende Anwendung handeln. Im Zweifelsfall wartest du
also noch etwas ab. Wenn die Temperatur angenehm ist, setzt du dich auf den Eimer
und deckst dich mit einer Decke zu. Lass den Dampf 10 Minuten einwirken.
Alternativ kannst du Kamillentinktur/-fluidextrakt verdünnen (1–2 TL auf 1 Liter
Wasser).

Info: Im alkoholischen Auszug (Tinktur) und im Fluidextrakt werden im Vergleich zum
Tee eher die ätherischen Öle ausgezogen.

Bitte beachte: Eine Anwendung mit heißem Wasser – da versteht es sich von selbst,
dass du wie gesagt gut aufpasst und direkt nach der Anwendung die Kamillen
abseihst und das Wasser entsorgst. Siehe auch den Hinweis zur Entsorgung der
Kamille im Abschnitt »Vierzig ›Super-Regios‹ im Porträt« (Teil 2).

Getreidekissen
mit Dinkel

Materialien:

1 Kissen aus Naturfasern, selbst genäht, ca. 20 × 20 cm

500 g Dinkelkörner

Zubereitung:

Dinkelkörner in ein Kissen füllen und das Kissen zunähen. Für die Anwendung
das Kissen für 10 Minuten bei 150 °C in den vorgeheizten Backofen legen.
Ein Glas Wasser dazustellen. Mehrmals täglich auf den Bauch legen und so lange
anwenden, wie es angenehm ist beziehungsweise bis die Wärme nachlässt.

Info: Das Getreidekissen wird mit einem Glas Wasser in den Ofen gestellt.
Dadurch nimmt es Feuchtigkeit auf, die dann wieder beim Auflegen abgegeben wird.
Die feuchte Wärme entspannt die verkrampfte Muskulatur, auch in der Blasenregion.

Frauenbeschwerden

Lass es dir gut gehen, wenn du unter Menstruationsbeschwerden leidest. Achte sensibel darauf, ob es bestimmte Lebensmittel gibt, die dir jetzt gut – oder eben auch eher weniger gut – bekommen, mit denen du dich aufgedunsen fühlst oder die deine Beschwerden verstärken. Vielleicht machst du mal ein kleines Tagebuch und versuchst, auf einen Zusammenhang der Ernährung mit deinen Beschwerden zu achten. Daneben helfen dir die folgenden Teerezepte.

Kamillen-Schafgarben-Tee

Zutaten (auf Vorrat):
1 Teil Kamillenblüten
1 Teil Schafgarbenkraut

Zubereitung:
1 gestrichenen TL Teemischung mit einer Tasse kochendem Wasser bedeckt 5–10 Minuten ziehen lassen, abseihen. Mehrmals täglich eine Tasse trinken.

Richtig, du kennst es schon: Nimm diese Mischung als Anregung. Mische frisch aus deiner Tee-Apotheke, die du dir hoffentlich nach der Lektüre des Buches anschaffst. Kamille ist ein wunderbares Kraut für alle Lebenslagen, und Schafgarbe ist genau einer von den einheimischen Schätzen, die zu Unrecht in Vergessenheit geraten sind. Sehr aromatisch und gleichzeitig etwas bitter, also genau das, was wir hier brauchen für die Würze im Leben plus ein wenig mehr Bodenhaftung.

Info: Kamille kann zwar auch pur eingesetzt werden, bietet sich aber an in der Mischung zu gleichen Teilen mit Schafgarbenkraut, das traditionell bei schmerzhafter Periode eingesetzt wird. Gut kann man auch Kamillenblüten, Schafgarbenkraut und Fenchelfrüchte zu gleichen Teilen mischen.

Bitte beachte: Siehe auch den Hinweis zur Entsorgung der Kamille im Abschnitt »Vierzig ›Super-Regios‹ im Porträt« (Teil 2).

Krampflösender Tee

Zutaten (auf Vorrat):
Kamillenblüten
Melissenblätter
Gänsefingerkraut
Schafgarbenkraut
Fenchelfrüchte (angestoßen)
(zu gleichen Teilen in der Apotheke mischen lassen)

Zubereitung:
1 gehäufter TL der Drogenmischung mit einer Tasse kochendem Wasser übergießen und bedeckt etwa 10–15 Minuten ziehen lassen. Abseihen. Mehrmals täglich trinken.
Info: Kamillenblüten und vor allem Gänsefingerkraut – ein wichtiges Heilkraut aus der Traditionellen Europäischen Medizin, das aber kaum mehr genutzt wird – wirken krampflösend, Schafgarbe leicht blutstillend, Melisse ist geeignet bei nervöser Übererregtheit, Fenchel wirkt mild östrogenartig.
Dies ist ein richtiger Arzneitee, der als Mischung in deiner Hausapotheke auf seinen Einsatz wartet für den Fall, dass es mit den Krämpfen zu arg werden sollte.
Bitte beachte: Siehe auch den Hinweis zur Entsorgung der Kamille im Abschnitt »Vierzig ›Super-Regios‹ im Porträt« (Teil 2).

Tee gegen Übelkeit
in der Schwangerschaft

Zutaten (auf Vorrat):
Kamillenblüten
Fenchelsamen, angestoßen
Melissenblätter
Pfefferminzblätter
(zu gleichen Teilen in der Apotheke mischen lassen)

Zubereitung:
1 TL der Mischung mit 150 ml kochendem Wasser überbrühen, 5–10 Minuten zugedeckt ziehen lassen, abseihen.

Info: Insbesondere die Pfefferminzblätter in der Teemischung helfen gegen Übelkeit, sie werden auch gegen Reiseübelkeit eingesetzt.

Es gibt viel, was du in der Schwangerschaft und auch im Wochenbett oder im ersten Jahr mit dem Baby für dich tun kannst. Ich, Annette, habe dazu mit einem naturheilkundlichen Arzt und in Kooperation mit dem Geburtshaus Essen auch ein eigenes Buch geschrieben: *Die Babyfibel* (Kerckhoff 2016).

Bitte beachte: Auch wenn diese Teemischung wirklich mild ist – frag deinen Frauenarzt oder deine Frauenärztin, ob der Tee für dich speziell geeignet ist oder irgendetwas dagegenspricht.

Siehe auch den Hinweis zur Entsorgung der Kamille im Abschnitt »Vierzig ›Super-Regios‹ im Porträt« (Teil 2).

Im Wochenbett gilt: Auch wenn du megastolz darauf bist, dass du gerade ein kleines Menschlein auf die Welt gebracht hast – schone dich. Das ist der Anfang von einer ganz langen Reise, du wirst in den nächsten Wochen eine große hormonelle Umstellung erfahren, ein – beim ersten Kind – ganz neues Leben kennenlernen und viele, viele Nächte nicht durchschlafen. Deshalb ist – ganz unabhängig von veganen Hausmitteln – auch der wichtigste Rat für euch beide als frischgebackene Eltern: Schlaft, wenn euer Kind schläft. Das geht nämlich noch eine ganze Weile so mit den durchwachten Nächten.

Dein Körper braucht Zeit, sich zu erholen, und du hast viel weniger Pausen als bisher. Denn es gibt da nun jemand anderes, der dein Leben bestimmt. All das braucht Ruhe und Zeit, um sich einzuspielen. Lass dir von einer frischgebackenen Omi – ja, es gibt in meinem, Annettes, Leben jetzt eine kleine Enkelin, und sie ist der absolute Sonnenschein – sagen: Alles findet sich mit etwas Geduld.

Gib dir Zeit. Dir, dem Baby und dem Vater. Such dir Freundinnen, die dir helfen und für dich da sind, und auch durchaus mütterliche Freundinnen – oder deine Mutter –, die vielleicht für etwas Gelassenheit in deinem Alltag sorgen und nichts schöner finden, als dein Baby ein wenig herumzutragen.

Milchbildungstee

Zutaten (auf Vorrat):
Fenchelsamen, angestoßen
Anissamen, angestoßen
Kümmelsamen, angestoßen
Brennnesselkraut
(zu gleichen Teilen in der Apotheke mischen lassen)

Zubereitung:
1 gestrichenen TL Teemischung mit einer Tasse kochendem Wasser bedeckt 5–10 Minuten ziehen lassen, abseihen. Mehrmals täglich eine Tasse trinken.
Info: Anis, Fenchel und Kümmel sind Heilpflanzen, die entkrampfen und einen positiven Effekt auf die Milchdrüsen haben. Hinzu kommt das Brennnesselkraut, um die Mutter mit Mineralien zu versorgen und die Eisenaufnahme zu verbessern. Von der Mischung kannst du also gern 100 oder sogar 200 Gramm kaufen. Der Tee tut dir und deinem Kind gut in den nächsten Wochen.

Kohlauflagen zur Vorbeugung einer Brustentzündung

Kohlauflagen vorbereiten wie im Kapitel »Muskeln und Knochen« im Abschnitt »Bei Rheuma und Gelenkbeschwerden« beschrieben.
Die Blätter dachziegelartig auf die Brust legen. Mit einer Mullbinde oder einem altem BH (falls der jetzt noch passt) fixieren. Die Auflage kann für Stunden liegen bleiben, sollte aber entfernt werden, falls sich der Kohl verfärbt. Die Haut anschließend vorsichtig säubern und eincremen (Brustwarze aussparen).
Info: Kohlauflagen werden eingesetzt bei Brustschmerzen, Milchstau, zur Vorbeugung einer Brustentzündung und bei geschwollenen Brüsten bei Prämenstruellen Syndrom.
Bitte beachte: keine Anwendung bei Unverträglichkeit von Kohl und bei Hautreizungen.

Die Wechseljahre sind leider nicht eine Phase, die vorübergeht, sondern sie leiten den Übergang in eine andere, anhaltende Lebensphase ein. Es ist sinnvoll, den Lebensstil hier etwas anzupassen und damit zu rechnen, dass nach den Wallungen und Wirrungen bestimmte Probleme bleiben. Das können trockene Häute und Schleimhäute sein, die Gefahr des Knochenabbaus und so fort. Es ist einfach Zeit für etwas Neues. Auch hier möchten wir dir einen Ratgeber von einer von uns (Annette) empfehlen, gemeinsam geschrieben mit einer wunderbaren erfahrenen Frauenärztin, Ingrid Gerhard: *Was tun bei Wechseljahresbeschwerden* (Gerhard/Kerckhoff 2016).

Leinöl für den Hormonhaushalt

Nimm täglich 1 TL hochwertiges Leinöl ein.

Info: Leinsamen sind die wichtigste Quelle von Lignanen, einer Gruppe von Phytoöstrogenen, die unterstützend bei Wechseljahresbeschwerden eingesetzt werden können. Phytoöstrogene haben eine harmonisierende Wirkung auf den Hormonhaushalt. Liegen gleichzeitig Verdauungsbeschwerden vor, ist die Anwendung als Samen (anstoßen oder mahlen) sinnvoll, ansonsten ist die tägliche Einnahme von 1 TL Leinöl ratsam. Bitte achte darauf, dass das Leinöl frisch ist und kühl und dunkel lagert. Bei Bedarf kannst du es auch einfrieren.

Fencheltee
zur Beruhigung

Zutaten (für 1 Portion):

1 TL Fenchelfrüchte
1 Tasse heißes, nicht mehr kochendes Wasser

Zubereitung:

1 TL Fenchel mit Wasser überbrühen, zugedeckt 5–10 Minuten ziehen lassen. Abseihen. Mehrmals täglich trinken.

Info: Fenchelfrüchte wirken krampflösend, verdauungsfördernd, allgemein die Tätigkeit der Drüsen harmonisierend, anregend auf die Schleimhaut in den Atemwegen, beruhigend, entspannend – und, was wenig bekannt ist, östrogenähnlich. Deshalb ist der Fenchel auch eine wichtige Frauenpflanze, ob bei leichten Menstruationskrämpfen oder in den Wechseljahren und immer dann, wenn man ein wenig Erdung und Harmonisierung benötigt. Sehr gut kann man Fenchel auch als geschmacksverbessernden Zusatz anderer Teemischungen beigeben.

Haut und Haare

Mit deiner veganen Ernährung machst du schon ganz viel richtig, denn genau das wird ja Menschen mit Neurodermitis als Erstes empfohlen: Milchprodukte meiden, Eier meiden, Fleisch meiden. Vorsichtig kannst du sein oder einmal ausprobieren, wie es deiner Haut geht, wenn du Zitrusfrüchte, Zucker und Nüsse mal eine Weile außen vor lässt. Auch Weizen kann die Symptome triggern, ebenso wie andere glutenhaltige Getreide. Einen Versuch ist der Verzicht immer wert. Ein besonderes Augenmerk solltest du zudem auf saure oder scharfe Lebensmittel haben: Essig, Sauerkraut, Rotwein, Tomaten, Senf, Kaffee, außerdem auf manche Obstsorten, viele Gewürze. Sanfte Getreide – Buchweizen, Hirse –, Sonnenblumenöl, Olivenöl und so weiter sind gute »Starter«, um die Ernährung vegan und klimafreundlich auch für Neurodermitiker neu auszurichten.

Ganz wichtig bei Neurodermitis ist auch die psychische Komponente. Bei Menschen mit Neurodermitis sieht man öfter, dass ihnen alles leichter »unter die Haut« geht. Andere Menschen haben andere Schwachstellen – und jede Schwachstelle ist Anlass, sich um diesen Bereich besonders liebevoll und fürsorglich zu kümmern.

Kleiebad

Materialien (für 1 Anwendung):
100 g Weizenkleie
Baumwollbeutel oder Waschhandschuh

Durchführung:
Füll die Weizenkleie in einen Baumwollbeutel oder einen Waschhandschuh. Binde den Handschuh zu. Leg ihn in die Wanne, sodass das einlaufende Wasser das Säckchen durchtränkt. Immer wieder ausdrücken.
Gut kannst du zusätzlich ½ Liter Pflanzenmilch, etwa Mandel- oder Hafermilch, in das Badewasser geben.
Info: Weizenkleie enthält Magnesium, Zink und Vitamin C und wird insbesondere bei trockener Haut oder Neurodermitis als Badezusatz eingesetzt.
Bitte beachte: keine Anwendung von Weizenkleie bei Weizenallergie oder -unverträglichkeit. Keine Anwendung von längeren und warmen Bädern bei Herz-Kreislauf-Problemen. Maximal zweimal pro Woche.

Haferflockenbad

Materialien (für 1 Anwendung):
100 g Haferflocken
Baumwollbeutel oder Waschhandschuh

Anwendung:
Wie Kleiebad (siehe oben). Dadurch, dass Haferflocken größer sind, kannst du sie aber auch in ein Seifensäckchen tun und dich damit dann gleich noch abrubbeln.

Info: Bei Neurodermitis, Hautentzündungen, aber auch gereizter Haut oder Akne kannst du alternativ zur Kleie Haferflocken verwenden. Bei Haferflocken stehen die B-Vitamine etwas mehr im Vordergrund, bei Weizenkleie Vitamin E.

Interessant zu wissen: Im Handel bekommst du Haferstroh als Zusatz für Bäder. Haferstroh ist besonders geeignet bei entzündlichen Hauterkrankungen mit juckender Haut. Es gibt fertige Badezusätze, alternativ kannst du Haferstroh (zum Beispiel aus der Apotheke) aufkochen (100 Gramm auf 2 Liter Wasser) und für 20 Minuten köcheln lassen. Dann abgießen und den Sud dem Badewasser zugeben.

Bitte beachte: keine Anwendung von längeren und warmen Bädern bei Herz-Kreislauf-Problemen. Maximal zweimal pro Woche.

Wenn du eine Glutenunverträglichkeit hast, dann greife auf glutenfreie Haferflocken zurück.

Herpes – sprich: Lippenherpes – und Gürtelrose haben beide Herpesviren als Verursacher, deswegen kann man sie ähnlich betrachten. Diese Viren sind schwer zu behandeln, sie nisten sich in den Nerven ein, und es kommt zu einem Ausbruch bei den unterschiedlichsten Anlässen: bestimmte Zeitpunkte im Menstruationszyklus, Sonnenbestrahlung, Stress. Umso wichtiger ist es, parallel die Abwehr zu stärken und bei bekannten Auslösern ein wenig vorzusorgen. Das kann beispielsweise ein sehr guter Lippenschutz mit hohem Lichtschutzfaktor sein.

Betupfen mit Johanniskrautöl

Wenn du Johanniskrautöl zu Hause hast, dann betupfe die Herpesbläschen mit diesem Öl – ein alter Tipp aus der Volksmedizin.

Einreibung mit Leinöl

In der traditionellen Heilkunde gibt es die Anwendung, bei einer Gürtelrose die betroffene Region mit Leinöl einzureiben, um die Beschwerden zu lindern. Es ist zwar nicht belegt, ob und warum das hilft, aber es soll wirken, und wir können uns auch nicht vorstellen, dass es schadet. Und daher ist es einen Versuch wert, das Öl begleitend zur weiteren Therapie einzusetzen.

Betupfen mit verdünntem Apfelessig

Ein weiteres altes Hausmittel ist, gerade bei Gürtelrose, die Bläschen begleitend zu den ärztlichen Maßnahmen mit verdünntem Apfelessig zu betupfen. Verwende hier 1 EL Apfelessig auf ein Glas abgekochtes Wasser.

Kamillen-Kopfdampfbad

Materialien (für 1 Anwendung):
1 Handvoll Kamillenblüten, alternativ 1 EL Kamillen-Fluidextrakt
Schüssel
Handtuch

Durchführung:
1 Handvoll Kamillenblüten oder 1 EL Extrakt in eine Schüssel geben,
mit circa 2 Liter n heißem Wasser übergießen, etwas abkühlen lassen, den Kopf
darüberhalten (bei starker Akne oder empfindlicher Haut das Wasser nicht zu heiß
verwenden), mit einem Handtuch den Kopf abdecken (es muss nicht der ganze Kopf
sein), damit der Dampf sich nicht verflüchtigt. Anwendungsdauer: etwa 10 Minuten.
Danach das Gesicht mit kaltem Wasser abspülen.
Info: Kamille hilft hervorragend gegen Entzündungen. Da die wirksamen Bestandteile wasserdampflöslich sind, lässt sich ein Kopfdampfbad durchführen.
Bitte beachte: keine Anwendung bei Allergien. Siehe auch den Hinweis zur
Entsorgung der Kamille im Abschnitt »Vierzig ›Super-Regios‹ im Porträt« (Teil 2).

Auch Warzen werden durch Viren verursacht. Das bedeutet: Mit dem Wegätzen oder Herausschneiden ist es nicht unbedingt getan. Gerade Warzen kommen gern wieder, und es ist in jedem Fall sinnvoll, die Abwehr zu stärken. Hier erst mal ein kleiner Tipp zur lokalen Anwendung. Vielleicht hilft's ja!

Knoblauchscheiben

Antibakteriell und desinfizierend wirkt Knoblauch. Deshalb werden in der Volksheilkunde traditionell auch gern über Nacht frische Knoblauchscheiben auf die Warzen gelegt.

Bitte beachte: umliegende Haut eincremen.

Auch beim Fußpilz ist es wichtig, ganzheitlich zu denken. Wie ist der Hautstoffwechsel? Welche Schuhe und Socken werden getragen? Wie viel Luft kommt an die Füße? Widme deinen Füßen etwas mehr Aufmerksamkeit, sie werden sich freuen. Tu etwas gegen den Pilz, beispielsweise mit den Tipps hier, aber pflege sie auch durch Frischluft, Massagen, Eincremen. Und durch gute Hygiene.

Fußbad in Salbeitee

Salbei ist eine adstringierende Heilpflanze. »Adstringierend« bedeutet, dass die oberste Hautschicht quasi abgedichtet wird, indem die Eiweiße der Haut mit den Gerbstoffen des Salbeis chemisch reagieren. Bereite einen starken Salbeitee zu, und gib ihn einem Fußbad zu. Fußbad zwei- bis dreimal pro Woche durchführen.
Bitte beachte: nach dem Baden Trockentupfen und Einfetten nicht vergessen!

Fußbad mit Apfelessig

Fußbäder mit Apfelessig sind eine alte volksheilkundliche Maßnahme, um die Hautstruktur wieder zu verbessern. Gib dafür in eine Wanne mit warmem Wasser einen guten Schuss Apfelessig, und bade die Füße 10–15 Minuten darin. (Wer mag, kann auch noch eine Knoblauchzehe mit ins Wasser geben.) Füße danach gut abtrocknen.

Apfelessig
mit Knoblauch

Zutaten (auf Vorrat):

3 kleingehackte Knoblauchzehen
½ l Apfelessig
1 saubere weithalsige Flasche

Durchführung:

Knoblauch schälen und in Scheiben schneiden, mit dem Essig in eine weithalsige Flasche geben, 3–4 Wochen an einem kühlen, dunklen Platz stehen lassen, immer wieder verschütteln. Abseihen. Die betroffenen Hautstellen direkt betupfen (mit einem Wattestäbchen oder -pad).

Weitere Anwendungsmöglichkeiten sind, den Knoblauchessig im Verhältnis 1 zu 1 mit Wasser zu verdünnen und damit Fuß und Zehenzwischenräume einzusprühen (Sprühflaschen gibt's in der Haushaltswarenabteilung oder übers Internet).

Den Essig einem warmem Fußbad beizufügen (2–3 EL auf eine große Schüssel). Anwendungsdauer: 10 Minuten. Oder Strümpfe und Socken vor dem Waschen in Essigwasser (4 Teile Wasser auf 1 Teil Essig) einweichen. Den Essig zu Beginn vorsichtig dosieren.

Info: Bei Nagel- und Fußpilz braucht man viel Geduld. Du solltest also am Ball bleiben!

Bitte beachte: Beim Fußbad die Wanne anschließend heiß ausspülen und nicht für andere Zwecke beziehungsweise Personen verwenden.

Narben sind keine Krankheit, und diese Anwendung haben wir, um ehrlich zu sein, nicht ausprobiert – mangels Gelegenheit. Dennoch fanden wir es faszinierend, dass in der Volksmedizin Zwiebeln auch für derartige Anwendungen verwendet werden, ja, dass es sogar ein spezielles Narbengel mit Zwiebelextrakt und zahlreiche Studien dazu gibt. Wer hätte das gedacht? Hier also mal die volkstümliche Variante, allerdings ohne Gewähr auf Erfolg.

Einreibung mit Zwiebelsaft

Zutaten (für 1 Anwendung):
1 Zwiebel, alternativ Kompresse

Durchführung:
Zwiebel aufschneiden. Narbe damit einreiben. Alternativ eine Kompresse mit Zwiebelsaft tränken und auflegen.
Info: Zwiebeln werden volkstümlich zur Einreibung von Narben verwendet, hier vor allem, damit sich kein Narbenwulst bildet.
Bitte beachte: Die Wunde muss verheilt sein.

Zwiebel zum Einreiben bei Insektenstichen

1 normale Haushaltszwiebel halbieren. Mit einer Hälfte die Stichstelle etwa 5 Minuten lang sanft einreiben. Keinen Druck ausüben. Die Behandlung kann später dann noch ein- oder zweimal wiederholt werden.

Info: Bienen- und Wespengift können starke Entzündungen in der Haut hervorrufen. Wenn möglich, sollte man den Stachel entfernen, sodass der Giftfluss vielleicht gestoppt werden kann. Den ersten Schmerz mit laufendem kaltem Wasser abmildern.

Bitte beachte: Bei Atemnot und Schwindel oder bei bekannter Allergie sofort den Notarzt rufen. Stiche im Mund oder Hals bedürfen ebenfalls der ärztlichen Versorgung.

So viel gibt es in der Küche, was wir für die Hautpflege verwenden können: Öl, Essig, Getreide- oder Reiswasser, Haferflocken … Greif beherzt zu. Nutz die Fülle der einheimischen Lebensmittel nicht nur für innen, sondern auch für außen!

Gesichts- und Körperöl mit Apfel

Zutaten (für 1 Anwendung):
1–2 Bio-Äpfel
Öl, z. B. ein regionales Hanf- oder Nussöl

Durchführung:
Äpfel waschen, nicht schälen, entkernen und in Scheiben schneiden.
In ein hohes Gefäß schichten. Mit Öl bedecken. Verschließen. Einige Tage ziehen lassen, aber täglich schwenken. Abfiltern.
Info: Dieses Öl ist ein schönes Geschenk im Herbst. Es hält sich allerdings nur 3–4 Wochen; die hergestellte Menge sollte also bald aufgebraucht werden.
Bitte beachte: keine Anwendung bei Apfel- und Kreuzallergien.

Gesichtsmaske mit Gurke

Zutaten (für 1 Anwendung):

¼ Salatgurke

Durchführung:

Salatgurke mit einem Sparschäler dünn schälen und in dünne Scheiben schneiden. Scheiben auf das Gesicht auflegen. Anwendung: circa 15 Minuten. Abnehmen und das Gesicht kalt abspülen.

Die feuchtigkeitsspendende Wirkung der Gurke nutzen und das Gesicht nach der oben beschriebenen Maske einfach mit einer geschälten Gurkenscheibe abreiben.

Info: Die Gurke wirkt vor allem befeuchtend.

Gesichtsmaske
mit Kartoffelbrei

Zutaten:

1 Bio-Kartoffel, mehlig kochend
1 TL Olivenöl
1–2 TL Pflanzenmilch
alternativ Karottensaft

Zubereitung:

Ungeschälte Kartoffel kochen, bis sie weich ist. Etwas auskühlen lassen. Pellen. Zu Brei stampfen. Olivenöl dazugeben (nicht bei fettiger Haut!). Pflanzenmilch dazugeben, falls der Brei noch zu fest ist – es soll eine cremige Konsistenz entstehen. (Er kann auch mit Karottensaft angerührt werden.) Die Maske soll aber auch nicht zu dünnflüssig sein. Den Kartoffelbrei mit dem Schneebesen einige Minuten schlagen, damit eine cremige Masse entsteht (geht auch im Mixer). Auf die saubere, feuchte Haut auftragen und dort für 10–15 Minuten einziehen lassen. Mit lauwarmem Wasser abspülen.
Info: Kartoffeln wirken durch die enthaltene Stärke entzündungshemmend und besänftigend. Auch der hohe Vitamingehalt hat eine leicht wundheilende Wirkung, beispielsweise durch das enthaltene Riboflavin (Vitamin B_2). Kartoffelbrei wirkt entsäuernd und befeuchtend. Besonders empfohlen wird die Maske bei Mitessern und Hautunreinheiten, aber auch um einer Alterung der Haut vorzubeugen.
Bitte beachte: Die Maske sollte nicht antrocknen – sonst spannt sie. Das heißt: Bitte vorher abnehmen.

Auch für die Haarpflege gilt: Die Küche ist der beste Schönheitssalon – und dazu noch günstig! Hier finden sich zwei Rezepte, es gibt natürlich viel mehr, ob Ölpackungen oder auch – was wir jetzt aber auch nur gelesen haben – Haarpackungen mit Kaffeesatz. Denk auch hier an Kochwasser von Getreide, das oft eine weiche, sanfte Wirkung für Haut und Haar hat.

Belebende Haarspülung mit Rosmarin

Zutaten (für 1 Anwendung):

10 Rosmarinzweige

1 l gutes Wasser (gefiltert oder Quellwasser)

150 ml Apfelessig

Durchführung:

Rosmarinzweige klein schneiden, in einen großen Topf geben.
Mit Quellwasser übergießen. Zum Kochen bringen. Vom Herd nehmen, mit geschlossenem Deckel mehrere Stunden ziehen lassen. Abseihen, dann den Apfelessig untermischen, in Flaschen füllen, die Flaschen verschließen.

Birkenblätter-Haarwasser

Zutaten (für 1 Anwendung):
1 gehäufter EL Birkenblätter
½ l naturreiner Essig

Durchführung:
Birkenblätter in eine weithalsige Flasche geben. Mit Essig übergießen, die Blätter müssen mit dem Essig bedeckt sein. Die Flasche verschließen. 14 Tage in die Sonne stellen, dabei immer wieder schütteln. Abseihen. Mit Wasser im Verhältnis ¼ Tasse Essig, ¾ Tasse Wasser mischen, nach dem Haarewaschen die Haare damit spülen. Den Birkenessig in einer geschlossenen Flasche lichtgeschützt aufbewahren.

Info: Viele Haarwässer werden mit Birkensaft hergestellt. Wird der Birkensaft aber nicht im Sinne des Pflanzenschutzes abgezapft, sondern einfach durch das Anschneiden der Birkenrinde gewonnen, dann blutet die Birke nach. Deshalb ist dieses Birkenblätter-Haarwasser birkenschonender.

Woher kommen
die alten Rezepte?

Wir alle lernen von anderen. Manches ist angelesen oder im Internet entdeckt, manches mündlich überliefert. Einiges wird 1:1 übernommen, das meiste etwas abgewandelt. Viele Hausmittel sind eher Anregungen als strenge Vorgaben, und es gibt sie in den verschiedensten Varianten. Der Nutzen wird gegen mögliche Risiken oder Probleme abgewogen und dadurch dann Anweisungen verändert, vereinfacht oder abgemildert.

Die hier vorgestellten Rezepte sind über viele Jahre gesammelt. Dabei haben mich manche Frauen als Vorbilder, Lehrerinnen, Referentinnen oder Autorinnen besonders beeinflusst und inspiriert. Viele ihrer Bücher finden sich im Literaturverzeichnis und ich möchte sehr empfehlen, sie zu lesen. Persönlich möchte ich hier nennen: Ursel Bühring, Carmen Fischer, Karin Buchart, Ingrid Gerhard und Eleonore Hohenberger, Eva Aschenbrenner, Anita Backhaus. Es sind Frauen, die das Wissen um die Medizin aus der Küche, die Hausmittel und die Heilpflanzen erhalten, prüfen und weitergeben und damit nicht zuletzt für eine größere Autonomie und Selbstbestimmung von uns auch in Fragen der Gesundheit sorgen.

Dank

Wir bedanken uns zunächst herzlichst bei Sabine Jaenicke und Tamara Fromme für die beflügelnde Begeisterung fürs Thema und die kreative Zusammenarbeit. Einen lieben Dank auch an Ralf Lay für die konstruktiv-kritischen Adleraugen und das brillante Lektorat.

Ein tiefer Dank geht an unsere engsten, liebsten Freunde, Familien und Partner fürs Raumhalten und für die geduldig-wertvollen Rückmeldungen und bestärkenden Impulse.

Ein großes Dankeschön an alle Frauen, Großmütter, Mütter, Töchter, die das Heilwissen um Pflanzen, Blumen, Kräuter, Gemüse, Obst und Getreide bewahren, weitergeben und lebendig halten.

Ein persönlicher Dank von Julia an ihren Partner Micha sowie an den schönen Hunsrück und ihre Familie dort und damit für eine Umgebung und eine nährende, liebevolle Atmosphäre, in der viele Seiten des Buches gedeihen durften. Einen tiefen Dank auch an Annette für das Vertrauen, die vielen schönen Ideen und die begeisternde, fröhlich-fließende gemeinsame Bucharbeit.

Ein persönlicher Dank von Annette an ihren Mann Werner, der über all die vielen Jahre geduldig wie kein anderer alle Küchenexperimente und Selbstversuche über Hausmittel mitgemacht und mitbesprochen hat, der mitten in der Arbeit an diesem Buch unerwartet verstarb und nun so unglaublich fehlt.

Ganz lieben Dank auch an Anna-Lena Klapp und Jens Tuider von ProVeg e. V. für das wertvolle Feedback und die große Unterstützung. ProVeg macht eine enorm wichtige Arbeit für die pflanzenbasierte Bewegung. Insbesondere ist hier die VegMed zu nennen. Ebenso an Niklas Oppenrieder von PAN (Physicians Association for Nutrition) für wichtige Impulse und wissenschaftlichen Input. Ein großer Respekt auch an euch, was ihr für die gesundheitliche Fachcommunity leistet! Diese und viele andere NGOs und Projekte im Bereich Ernährung und Umweltschutz verdienen Unterstützung und tiefen Respekt – und mögen sie auch in Zukunft zur Gesundheit von Mensch und Erde beitragen.

Anhang

Der Saisonkalender

Gemüse

	Jan	Feb	März	April	Mai	Juni	Juli	Aug	Sep	Okt	Nov	Dez
Aubergine							F	F	F	F		
Blumenkohl					F	F	F	F	F	F		
Bohnen, grüne							F	F	F	F		
Brokkoli						F	F	F	F	F		
Erbsen						F	F	F				
Fenchel						F	F	F	F	F	F	
Grünkohl	F	F									F	F
Gurke						F	F	F	F	F	L	L
Kartoffeln	L	L	L	L	F	F	F					
Kohlrabi					F	F	F	F	F			
Kürbis								F	F	F	F	L
Lauch	F	F	F	F	F	F	F	F	F	F	F	F
Lauchzwiebeln					F	F	F	F	F			
Mais							F	F	F	F		
Mangold					F	F	F	F	F	F		
Möhren	L	L	L	L	L	F	F	F	F	F	L	L
Paprika							F	F	F	F		
Pastinaken	F	F	F	L					F	F	F	F
Radieschen					F	F	F	F	F	F		
Rosenkohl	F	F	F						F	F	F	F
Rote Bete	L	L	L	L			F	F	F	F	F	L
Rotkohl	L	L	L	L	L	F	F	F	F	F	F	L
Schwarzwurzeln	F	F								F	F	F
Spargel				F	F	F						
Spinat			F	F	F				F	F	F	
Spitzkohl					F	F						
Staudensellerie							F	F	F	F		
Steckrüben	L	L	L						F	F	F	F
Tomaten							F	F	F	F		
Topinambur	F	F	F							F	F	F
Weißkohl	L	L	L	L		F	F	F	F	F		
Wirsingkohl	F	F	L		F	F	F	F	F	F	F	F
Zucchini						F	F	F	F	F		
Zwiebeln	L	L	L	L	L	F	F	F	F	F	L	L

F = Frischware   L = Lagerware

273

Obst

	Jan	Feb	März	April	Mai	Juni	Juli	Aug	Sep	Okt	Nov	Dez
Apfel	L	L	L	L	L			F	F	F	F	L
Aprikosen							F	F				
Birnen								F	F	F	L	L
Blaubeeren/Heidelbeeren						F	F	F	F			
Brombeeren							F	F	F			
Erdbeeren					F	F	F					
Himbeeren						F	F	F				
Holunderbeeren									F	F		
Johannisbeeren						F	F	F				
Kirschen						F	F	F				
Mirabellen							F	F	F			
Pfirsiche								F	F			
Pflaumen							F	F	F			
Quitten									F	F	F	
Rhabarber				F	F	F						
Schlehen										F	F	F
Stachelbeeren					F	F	F	F				
Weintrauben							F	F	F	F		
Zwetschgen							F	F	F	F		

F = Frischware   L = Lagerware

Salat

	Jan	Feb	März	April	Mai	Juni	Juli	Aug	Sep	Okt	Nov	Dez
Batavia					F	F	F	F	F			
Chicorée	F	F	F	F						F	F	F
Eichblattsalat					F	F	F	F	F	F		
Eisbergsalat						F	F	F	F	F		
Endiviensalat					F	F	F	F	F	F	F	F
Feldsalat	F	F	F	F						F	F	F
Radicchio	L	L						F	F	F	F	L
Rucola				F	F	F	F	F	F			

F = Frischware   L = Lagerware

Verzeichnis der Indikationen und Rezepte

Abwehrsystem 162

Anfälligkeit für Infekte 162

Holunderbeersaft selbst
gemacht 163

Immunbooster mit Süßholz, Zitrone
und Gewürzen 166

Knoblauchöl 165

Knoblauchtee 164

Ölziehen I (Kasten) 164

Sanddornmuttersaft (Kasten) 162

Schnittlauchbrote 165

Zwiebel neben's Bett (Kasten) 167

Erkältungen 168

1 Teelöffel Senf (Kasten) 169

Brot mit Knoblauch, Thymian und
Salz 168

Das schnelle Kräutersalz zum
Inhalieren 172

Erkältungstee mit Hagebuttenfrüchten 170

Holunderblütensirup mit
Sanddornsaft 171

Schneller Meerrettichsirup 169

Fieber 173

Abwaschung mit Pfefferminztee bei
Hitzegefühl 175

Abwaschung mit verdünntem
Apfelessig (Kasten) 174

Tee mit Holunder- und
Lindenblüten 173

Wadenwickel mit
Essigwasser 174

Allgemeine Gesundheitsförderung 130

Detoxen 146

Bärlauchpesto 148

Basische Gemüsesuppe 147

Borschtsch 149

Brennnesseln in der Küche
(Kasten) 155

Brennnesseltee zum Detoxen 154

Frischpflanzensäfte: Löwenzahn,
Artischocke und mehr
(Kasten) 155

Gerstenwasser 152

Grüne Bohnen salzfrei 152

Kartoffeln und Äpfel gekocht 153

Leberauflage 151

Löwenzahn in der Küche
(Kasten) 155

Pellkartoffeln salzfrei 154

Rote-Bete- und Gemüse-Most für
die Darmflora (Kasten) 150

Saft aus Karotten, Roter Bete
und Gurke 156

Kältegefühl 138

Basissuppe für den warmen
Bauch 142

Esskastanienbrei 141

Habermus nach Hildegard von
Bingen 140

Hirsebrei mit Gewürzen 139

Morgens 1 Glas warmes Wasser
(Kasten) 138

Schnelle Abendsuppe 143

Schneller wärmender
    Gewürztee 145
Teemischung mit Engelwurz 144
Müdigkeit und Erschöpfung 157
Bittersmoothie 159
Hagebuttenmark 160
Rote-Bete-Most für die Darmflora
    (Kasten) 161
Schafgarbentee 159
Schlehenmus 161
Warmer Holunderbeersaft mit
    Rosinen und Gewürzen 157
Wildkräuterpesto 158
Nährstoffe 130
Brennnesselteemix für
    jeden Tag 133
Buchweizen-Knusper-Topping 130
Eisenreicher Rosinentrank 131
Grünkohlchips 134
Kalzium-Smoothie 137
Leinöl-Aufstrich mit Zwiebeln und
    Knoblauch 135
Petersilie-Zitronen-Knoblauch-
    Booster 131
Salzmischung mit Bohnen-
    kraut 137
Sauerkraut und »Fermentos«
    (Kasten) 132
Weizenkleie als Eisenlieferant
    (Kasten) 132
Würzöl mit Bohnenkraut 136

Atemwege 204
Heiserkeit und Husten 204
Fenchel-Anis-Kümmel-Tee 213

Fenchelsirup 212
Hustensirup aus Gemüse 206
Husten-Zwiebelsalbe 211
Kartoffelauflage bei
    festem Husten 215
Leinsamentee 204
Schneller Zwiebelhustensaft 207
Süßholzwein 205
Thymiantee bei krampfartigem
    Husten 214
Zwiebel-Apfel-Saft oder
    -Kompott 209
Zwiebeldampf 210
Zwiebelhustensaft 207
Zwiebelsirup nach Pfarrer
    Künzle 208

Augen, Ohren, Nase, Mund 194
*Aphthen und Mundschleimhaut-
    entzündung 202*
Kamillentee und -extrakt 203
Ölziehen II (Kasten) 200
*Nasennebenhöhlenent-
    zündung 198*
Auflagen mit Leinsamen-
    säckchen 198
Salz-Fußbad 199
Senfmehl-Fußbad 200
Ohrenschmerzen 196
Kamillensäckchen 196
Zwiebelsäckchen 197
Trockene oder müde Augen 194
Augenbad mit Salzwasser 194
Kompresse mit
    Fenchelteebeutel 195

Blase 238

Blasenentzündungen 238
Getreidekissen mit Dinkel 241
Sitzbad in Kamillentee 239
Sitzdampfbad mit
Kamillenblüten 240

Frauenbeschwerden 242

Menstruationskrämpfe 242
Kamillen-Schafgarben-Tee 243
Krampflösender Tee 244
Tee gegen Übelkeit
in der Schwangerschaft 245
Wechseljahresbeschwerden 248
Fencheltee zur Beruhigung 249
Leinöl für den Hormonhaushalt
(Kasten) 248
Wochenbett 246
Kohlauflagen zur Vorbeugung
einer Brustentzündung
(Kasten) 247
Milchbildungstee 247

Haut und Haare 250

Akne 254
Kamillen-Kopfdampfbad 254
Fußpilz 256
Apfelessig mit Knoblauch 257
Fußbad in Salbeitee (Kasten) 256
Fußbad mit Apfelessig
(Kasten) 256
Haarpflege 263
Belebende Haarspülung mit
Rosmarin 263
Birkenblätter-Haarwasser 264

Hautpflege 260
Gesichts- und Körperöl mit
Apfel 260
Gesichtsmaske mit Gurke 261
Gesichtsmaske mit
Kartoffelbrei 262
Herpes und Gürtelrose 253
Betupfen mit Johanniskrautöl
(Kasten) 253
Betupfen mit verdünntem
Apfelessig (Kasten) 253
Einreibung mit Leinöl
(Kasten) 253
Insektenstiche 259
Zwiebel zum Einreiben bei
Insektenstichen (Kasten) 259
Narben 258
Einreibung mit Zwiebelsaft 258
Neurodermitis 250
Haferflockenbad 252
Kleiebad 251
Warzen 255
Knoblauchscheiben (Kasten) 255

Magen und Darm 216

Blähungen 222
Anis-Fenchel-
Kümmel-Tee 222
Bäuchleinöl selbst gemacht 223
Darmträgheit 231
Leinsamen ganz (Kasten) 232
Paste aus Trockenpflaumen,
Walnüssen und Lebkuchen-
gewürz 231
Sauerkrautsaft (Kasten) 233

Weizen- und Haferkleie
(Kasten)   233
Durchfall   228
Geriebener Apfel II   228
Getrocknete Heidelbeeren   229
Karottensuppe mit Salz   230
Magen-Darm-Infekt   220
Haferschleimsüppchen   221
Kamillentee   220
Reizmagen   216
Gewürzmischung für Atem
und Verdauung   218
Kamillen-Rollkur   219
Leinsamentee   217
Möhren, Fenchel und mehr
(Kasten)   216
Sodbrennen   224
1 Stückchen Kartoffel
(Kasten)   224
Geriebener Apfel I   226
Kü-Ka-Lei-Wa   225
Übelkeit   227
Pfefferminztee   227

Muskeln und Knochen   234
Nackenschmerzen   236
Dinkel-Wacholder-Kissen   237
Johanniskrautöl, erwärmt
(Kasten)   236
Kartoffelauflage (Kasten)   236
Rheuma und
Gelenkbeschwerden   234
Hagebuttenextrakt
(Kasten)   234
Kohlauflage   235

Nerven
Belastungsphasen und Stress   176
Anregender Majoran-
Bohnenkraut-Tee   179
Haferbrei mit Gewürzen   177
Karotten-Sellerie-Spinat-
Petersilie-Saft   181
Lebkuchengewürze (Kasten)   180
Raw-Food-Energiebällchen   178
Rosinen-Apfel-Tee   180
Nervosität   188
Hopfen (Kasten)   190
Kamillentee   189
Melissentee und -wasser   188
Schlafstörungen   191
Alkoholfreies Bier (Kasten)   193
Fenchel- und Kamillentee   192
Schlafkissen mit Hopfen   193
Schlaftee   191
Stimmungstiefs und
depressive Verstimmungen   182
1 TL Leinöl täglich
(Kasten)   185
Artischocken – als Saft oder
Gericht   184
Bitter macht Lebenslust
(Kasten)   182
Johanniskrautöl (Kasten)   186
Johanniskrautöl selbst
gemacht   187
Löwenzahn (Kasten)   183

Literaturempfehlungen und Quellen

Academy of Nutrition and Dietetics: »Position of the Academy of Nutrition and Dietetics: Vegetarian Diets«, *Journal of the Acadamy of Nutrition and Dietetics* 116 (2016), S. 1970–1980

Anton, S. D., Moeh, K., Donahoo, W. T., et al.: »Flipping the metabolic switch: understanding and applying the health benefits«, *Obesity* 26 (2), 2018, S. 254–268

Antunes, F., Erustes, A. G., Costa, A. J., et al.: »Autophagy and intermittent fasting: the connection for cancer therapy?«, *Clinics* 73, 2018, e814

Appleby, P. N., und Key, T. J.: »The long-term health of vegetarians and vegans«, *Proceedings of the Nutrition Society* 75, 2016, S. 287–293

Barański, M., Srednicka-Tober, D., et al.: »Higher antioxidant and lower cadmium concentrations and lower incidence of pesticide residues in organically grown crops: a systematic literature review and meta-analyses«, *British Journal of Nutrition* 112 (5), 2014, S. 794–811

Berling-Aumann, N.: *Reizdarm. Erfolgreich behandeln mit Ernährung und Heilpflanzen*, Essen 2018

Berndl, K., und Hofer, N.: *Zwiebelwickel, Essigsocken & Co.*, Hamburg 2016

Berners-Lee, M.: *How Bad are Bananas? The Carbon Footprint of Everything*, Croydon, Surrey, 2011

Buchart, K.: *Vergessene Hausmittel*, Salzburg 2015

Buchart, K.: *Die 13 Plagen in den Alpen und die Hilfe mit natürlichen Heilmitteln*, Salzburg 2006

Buchart, K., und Wiegele, M.: *Die Natur-Apotheke*, Salzburg 2016

Buhner, S.: *Pflanzliche Virenkiller*, Aschaffenburg 2013

Bühring, U.: *Praxis-Lehrbuch der modernen Heilpflanzenkunde*, Stuttgart, 2. Aufl. 2009

Bundesamt für Verbraucherschutz und Lebensmittelsicherheit: »Pflanzenschutzmittel-Rückstände auf Lebensmitteln«, 2018, https://www.bvl.bund.de/DE/Arbeitsbereiche/04_Pflanzenschutzmittel/02_Verbraucher/02_PSM_Rueckstaende_LM/psm_PSMRueckstaendeLM_node.html, abgerufen am 2.11.2020

Bundeszentrale für politische Bildung: »UN-Dekade ›Bildung für nachhaltige Entwicklung‹«, 11.6.2013, https://www.bpb.de/veranstaltungen/netzwerke/teamglobal/163018/un-dekade-bildung-fuer-nachhaltige-entwicklung, abgerufen am 2.11.2020

Bundeszentrum für Ernährung: »Saisonzeiten bei Obst und Gemüse: Der Saisonkalender«, 2018, https://www.bzfe.de/nachhaltiger-konsum/orientierung-beim-einkauf/der-saisonkalender/saisonzeiten-bei-obst-und-gemuese/, abgerufen am 2.11.2020

Burns-Whitmore, B., Froyen, E., Heskey, C., et al. (2019): »Alpha-linolenic and linolenic fatty acids in the vegan diet: Do they require dietary reference intake/adequate intake specia consideration?«, *Nutrients* 11 (10), pii: E2365

Chan, T. H.: »Healthy Eating Plate«, https://www.hsph.harvard.edu/nutritionsource/healthy-eating-plate/, abgerufen am 2.11.2020

Cherif, A., Roelands, B., Meeusen, R., und Chamari, K.: »Effects on intermittent Fasting on cognitive performance at rest and during exercise in adults«, *Sports Medicine* 46 (1), 2016, S. 35–47

Craig, W. J., und Mangels, A. R.: »Position of the American Dietetic Association: vegetarian diets«, *Journal oft the American Dietetic Association* 109 (7), 2009, S. 1266–1282

Deutsche Gesellschaft für Ernährung e. V. (DGE): Vegan, vegetarisch, Mischkost: nur geringe Unterschiede in der Nährstoffversorgung bei Kindern und Jugendlichen. Ergebnisse der VeChi-Youth-Studie im 14. DGE-Ernährungsbericht, online unter: https://www.dge.de/presse/pm/vegan-vegetarisch-mischkost-nur-geringe-unterschiede-in-der-naehrstoffversorgung-bei-kindern-und-jugendlichen/

Dietitians Australia: »Vegan diets: everything you need to know«, https://daa.asn.au/smart-eating-for-you/smart-eating-fast-facts/healthy-eating/vegan-diets-facts-tips-and-considerations/, 2020, abgerufen am 2.11.2020

Dinu, M., Abbate, R., Gensini, G. F., et al.: »Vegetarian, vegan diets and multiple health outcomes: A systematic review with meta-analysis of observational studies«, *Critical Reviews in Food Science and Nutrition* 57 (17), 2017, S. 3640–3649

Dittrich, K.: »Hohe Umweltbelastung durch Lebensmitteltransporte«, *UGB-Forum* 1 (02), 2002, S. 48 f., https://www.ugb.de/forschung-studien/hohe-umweltbelastung-durch-lebensmitteltransporte/, abgerufen am 2.11.2020

EAT-Lancet-Kommission: siehe z. B. Bundeszentrum für Ernährung (2020): »Planetary Health Diet, Speiseplan für eine gesunde und nachhaltige Ernährung«, https://www.bzfe.de/inhalt/planetary-health-diet-33656.html, abgerufen am 20.10.2020

Englert, H., und Siebert, S.: *Vegane Ernährung*, Bern 2016

Ermann, U., et al.: *Agro-Food Studies*, Stuttgart 2017

Fuhrman, J.: *Eat to Live. Das wirkungsvolle nährstoffreiche Programm für schnelles und nachhaltiges Abnehmen*, Kandern 2014

Gerhard, I., und Kerckhoff, A.: *Was tun bei Wechseljahresbeschwerden*, Essen 2016

Godfray, H. C. J., Aeyard, P., Garnett, T., et al.: »Meat consumption, health and the environment«, *Science* 361 (6399), 2018, https://pubmed.ncbi.nlm.nih.gov/30026199/, abgerufen am 2.11.2020

Greger, M.: *How Not to Die. Entdecken Sie Nahrungsmittel, die Ihr Leben verlängern und bewiesenermaßen Krankheiten vorbeugen und heilen*, Kandern 2016

Guthjahr, M.: *Aromaschätze, wilde Früchte und Gewürze*, Hannover 2004

»Health effects of dietary risks in 195 countries, 1990–2017: a systematic analysis for the Global Burden of Disease Study 2017«, *The Lancet* 393 (10184), 2019, https://www.sciencedirect.com/science/article/pii/S0140673619300418, abgerufen am 3.11.2020

Hildegard von Bingen: *Causae et Curae*, Reprint, Stuttgart 1932

Hoekstra, A. Y.: »Virtual water trade«, Februar 2003, https://waterfootprint.org/media/downloads/Report12.pdf, abgerufen am 2.11.2020

IHME (Institute for Health Metrics an Evaluation): »Findings from the Global Burden of Disease Study 2017«, *The Lancet*, 2018, http://www.healthdata.org/sites/default/files/files/policy report/2019/GBD_2017_Booklet.pdf, abgerufen am 9.11.2020

Jering, A., Klatt, A., Seven, J., et al.: »Globale Landflächen und Biomasse nachhaltig und ressourcenschonend nutzen«, Umwelt-Bundesamt, Juni 2013, https://www.umweltbundesamt.de/publikationen/globale-landflaechen-biomasse, abgerufen am 3.11.2020

Keller, M.: »Vegane und vegetarische Ernährung – Chancen und Risiken. Teil 1: Nährstoffzufuhr«, *Ernährung & Medizin* 30 (2), 2015, S. 55–60

Keller, M.: »Flugimporte von Lebensmitteln und Blumen nach Deutschland. Eine Untersuchung im Auftrag der Verbraucherzentralen«, Mai 2010, https://docplayer.org/3958575-Flugimporte-von-lebensmitteln-und-blumen-

nach-deutschland-eine-untersuchung-im-auftrag-der-verbraucherzentralen.
html, abgerufen am 3.11.2020

Kerckhoff, A.: *Küchenapotheke*, München 2019

Kerckhoff, A., und Contentin-El Masri, C.: *Hausmittel aus aller Welt*, Essen 2016

Kerckhoff, A., und Elies, M.: *Tee zum Heilen und Genießen*, Essen 2018

Kerckhoff, A., und Elies, M.: *Die Babyfibel*, Essen 2016

Kerckhoff, A., und Knaub, I.: *Wickel, Auflagen, Kompressen*, Essen 2016

Kerckhoff, A., und Schmitz, K.: »Risikoarme Hausmittel bei Demenz« (Fach-buchkapitel), in: *Handbuch Demenz – Prävention und Komplementärmedizinische Therapiestrategien*, Essen 2019

Key, T. J., Appleby, P. N., Spencer, E. A., Travis, R. C., et al.: »Cancer incidence in vegetarians: results from the European Prospective Investigation into Cancer and Nutrition (EPIC-Oxford)«, *American Journal of Clinical Nutrition* 89 (5), 2009, S. 1613S–1619S

Kneipp-Verein Amberg e. V.: »Essigwaschung«, Kneipp- Gesundheitsvisite 2015, https://www.kneippverein-amberg.de/kneipp-gesundheit/kneipp-anwendun-gen/essigwaschungen/, abgerufen am 8.11.2020.

Koerber, K. v., Männle, T., und Leitzmann, C.: *Vollwert-Ernährung. Konzeption einer zeitgemäßen und nachhaltigen Ernährung*, Stuttgart 2012

Kraft, K., und Stange, R. H.: *Lehrbuch Naturheilverfahren*, Stuttgart 2010

Longo, V. D., und Panda, S.: »Fasting, circadian rhythms and time restricted fee-ding in healthy lifespan«, *Cell Metabolism* 23 (6), 2016, S. 1048–1059

Mattson, M. P., Longo, V. D., und Harvie, M.: »Impact of intermittent fasting on health and disease processes«, *Ageing Research Reviews* 39, 2017, S. 46–58

Minister of Health: »Canada's Food Guide. Eat well. Live well«, 2019, https://food-guide.canada.ca/static/assets/pdf/CFG-snapshot-EN.pdf, abgerufen am 18.9.2020

Ministerium für Ländlichen Raum und Verbraucherschutz Baden-Württemberg: »Ökomonitoring 2015 vorgestellt: Auf Bio ist Verlass«, 22.6.2016, https://mlr.baden-wuerttemberg.de/de/unser-service/presse-und-oeffentlichkeitsarbeit/pressemitteilung/pid/oekomonitoring-2015-vorgestellt-auf-bio-ist-verlass/, abgerufen am 3.11.2020

Pettersen, B. J., Anousheh, R., Fan, J., Jaceldo-Siegl, K., und Fraser, G. E.: »Vegeta-rian diets and blood pressure among white subjects: results from the Adventist Health Study-2 (AHS-2)«, *Public Health Nutrition* 15 (10), 2012, S. 1909–1916

Poore, J., und Nemecek, T.: »Reducing food's envionmental impacts through pro-
ducers and consumers«, *Science* 360 (6392), 2018, S. 987–992

Rahmann, G., Aulrich, K., Barth, K., Böhm, H., Koopmann, R., et al.: »Klima-
relevanz des Ökologischen Landbaus – Stand des Wissens«, *Landbauforschung
Völkenrode* 1/2 (58), 2008, S. 71–89

Rizzo, N. S., Sabaté, J., Jaceldo-Siegl, K., und Fraser, G. E.: »Vegetarian dietary
patterns are associated with a lower risk of metabolic syndrome: the adventist
health study 2«, *Diabetes Care* 34 (5), 2011, S. 1225 ff.

Rubin, F.: *Meine besten Hausmittel*, München 2011

Rubin, F.: *Meine besten Gesundheits-Tipps fürs Älterwerden*, München 2015

Sachverständigenrat für Umweltfragen (SRU): »Umweltgutachten 2012: Ver-
antwortung in einer begrenzten Welt«, 2012, https://www.umweltrat.de/
SharedDocs/Downloads/DE/01_Umweltgutachten/2012_2016/2012_06_04_
Umweltgutachten_HD.pdf?__blob=publicationFile, abgerufen am 8.11.2020

Sánchez-Bayo, F., Wyckhuys, K. A. G.: »Worldwide decline of the entomo-
fauna: A review of its drivers«, *Biological Conservation* 232, 2019, S. 8–27,
https://www.sciencedirect.com/science/article/pii/S0006320718313636, abgerufen am 2.11.2020

Segovia-Siapco, G., und Sabaté, J.: »Health and sustainability outcomes of vegetarian dietary patterns: a revisit of the EPIC-Oxford and the Adventist Health
Study-2 cohorts«, *European Journal of Clinical Nutrition* 72 (1), 2019, S. 60–70

Skopos Group: »1,3 Millionen Deutsche leben vegan«, 2019,
https://www.skopos-group.de/news/13-millionen-deutsche-leben-vegan.html,
abgerufen am 2.11.2020

Smith-Spangler, C., Brandeau, M. L., Hunter, G. E., Bavinger, J. C., Pearson, M.,
et al.: »Are Organic Foods Safer or Healthier Than Conventional Alternatives?:
A Systematic Review«, *Annals of Internal Medicine* 157, 2012, S. 348–366

Sonn, A.: *Wickel und Auflagen*, Stuttgart, 4. Aufl. 2010

Sonn, A., und Bühring, U.: *Heilpflanzen in der Pflege*, Bern 2004

Spencer, E. A., Appleby, P. N., Davey, G. K., und Key, T. J.: »Diet and body mass
index in 38000 EPIC-Oxford meat-eaters, fish-eaters, vegetarians and vegans«,
International Journal of Obesity and Related Metabolism Disorders 27 (6), 2003,
S. 728–734

Springmann, M., Spajic, L., und Clark, M. A.: »The healthiness and sustainability
of national and global food based dietary guidelines: modelling study«, *BMJ*

370, 2020, m2322, ttps://www.bmj.com/content/370/bmj.m2322, abgerufen am 3.11.2020

Statista: »Import von Avocadofrüchten nach Deutschland in den Jahren 2010 bis 2019«, https://de.statista.com/statistik/daten/studie/581646/umfrage/import-menge-von-avocadofruechten-nach-deutschland/, abgerufen am 3.11.2020

Statistisches Bundesamt: »Wasserfußabdruck von Ernährungsgütern in Deutschland 2000–2010«, 2010, https://www.destatis.de/DE/Themen/Gesellschaft-Umwelt/Umwelt/UGR/rohstoffe-materialfluesse-wasser/Publikationen/Downloads/wasserfussabdruck-5851301129004.pdf?__blob=publicationFile, abgerufen am 3.11.2020

Stehle, P., Oberritter, H., Büning-Fesel, M., und Heseker, H.: »Grafische Umsetzung von Ernährungsrichtlinien – traditionelle und neue Ansätze«, *Ernährungs-Umschau* 52 (4), 2005, S. 128–135, https://www.ernaehrungs-umschau.de/fileadmin/Ernaehrungs-Umschau/pdfs/pdf_2005/04_2005/EU_04_05_128_135.pdf, abgerufen am 3.11.2020

Steinfeld, H., Gerber, P., Wassenaar, T., Castel, V., Rosales, M., et al.: »Livestock's Long Shadow – Environmental Issues and Options«, Food and Agriculture Organisation, 2006, http://www.fao.org/3/a0701e/a0701e.pdf, abgerufen am 3.11.2020

Tong, T. Y. N., Appleby, P. N., Bradbury, K. E., und Perez-Cornago, A.: »Risks of ischaemic heart disease and stroke in meat eaters, fish eaters, and vegetarians over 18 years of follow-up: results from the prospective EPIC-Oxford study«, *BMJ Clinical Research* 366, 2019, https://www.researchgate.net/publication/335623665_Risks_of_ischaemic_heart_disease_and_stroke_in_meat_eaters_fish_eaters_and_vegetarians_over_18_years_of_follow-up_results_from_the_prospective_EPIC-Oxford_study, abgerufen am 8.11.2020

Tonstad, S., Butler, T., Yan, R., et al.: »Type of Vegetarian Diet, Body Weight, and Prevalence of Type 2 Diabetes«, *Diabetes Care* 32 (5), 2009, S. 791–796

Tuomisto, H. L., Hodge, I. D., Riordan, P., und Macdonald, D. W.: »Does organic farming reduce environmental impacts? – A meta-analysis of European research«, *Journal of Environmental Management* 112, 2012, S. 309–320

Umweltbundesamt – UNFCCC-Submission: »Berichterstattung unter der Klimarahmenkonvention der Vereinten Nationen und dem Kyoto-Protokoll 2020. Nationaler Inventarbericht zum Deutschen Treibhausgasinventar 1990–2018, 15.4.2019, https://www.umweltbundesamt.de/sites/default/files/medien/1410/

publikationen/2020-04-15-climate-change_22-2020_nir_2020_de_0.pdf, abgerufen am 3.11.2020

United States Department of Labor: »Findings on the Worst Forms of Child Labor«, 2012, https://www.dol.gov/sites/dolgov/files/ILAB/child_labor_reports/tda2012/tda2012.pdf, abgerufen am 2.11.2020

Verbraucherschutzministerkonferenz (VSMK): »Definitionen vegan-vegetarisch«, 2016, https://www.verbraucherschutzministerkonferenz.de/documents/top20_definition_vegan_und_vegetarisch_1510317864.pdf, abgerufen am 18.9.2020

Willett, W., Rockström, J., Loken, B., Springmann, M., et al.: »Food in the Anthropocene: the EAT-*Lancet* Commission on healthy diets from sustainable food systems«, *The Lancet*, 16.1.2019, https://www.thelancet.com/journals/lancet/article/PIIS0140-6736(18)31788-4/fulltext, abgerufen am 3.11.2020

Wuketits, F. M.: *Wie der Mensch wurde, was er isst. Die Evolution menschlicher Ernährung*, Stuttgart 2010

Nützliche Adressen

ProVeg e. V.
Genthiner Straße 48
10785 Berlin
www.proveg.com

PAN International
Physicians Association for Nutrition
Stuntzstraße 8
81677 München
www.pan-int.org

UGB e. V.
Verband für unabhängige
Gesundheitsberatung
Sandusweg 3
35435 Wettenberg
www.ugb.de

NABU –
Naturschutzbund Deutschland e. V.
Charitéstraße 3
10117 Berlin
www.nabu.de

Deutsche Allianz für Klimawandel
und Gesundheit e. V. (KLUG)
Hainbuchenstraße 10 a
13465 Berlin
www.klimawandel-gesundheit.de

Gesundheitszentrum
Sonne und Mond
Schwedter Straße 1
10119 Berlin
www.sonneundmond.de

Immanuel Zentrum
für Naturheilkunde
Am Kleinen Wannsee 5D
14109 Berlin
www.naturheilkunde.immanuel.de

Reformhaus
www.reformhaus.de

Ein persönlicher Tipp:
Albert & Clara, nachhaltig,
und inklusiv produzierte Buch-
weizen- und Saatenmischungen,
www.albertundclara.com

Die Autorinnen

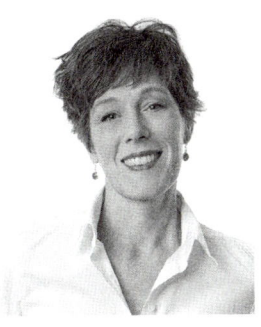

Dr. phil. Annette Kerckhoff, Heilpraktikerin, B.Sc. Komplementärmedizin, M.Sc. Integrative Gesundheitsförderung, ist Expertin für naturheilkundliche Selbsthilfe. In enger Kooperation mit Wissenschaft und Hochschulen arbeitet sie seit vielen Jahren in der Patientenaufklärung. Sie hat viele Bücher zur Komplementärmedizin und Naturheilkunde verfasst. Die Prüfung und Weitergabe von altem Frauenwissen und einfachen, günstigen Selbsthilfestrategien ist ihr ein besonderes Anliegen. Die Autorin lebt in der Nähe von München.

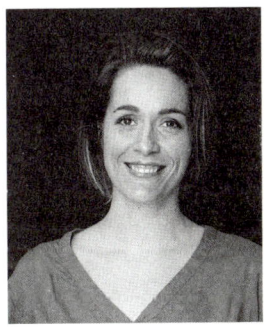

Julia Schneider ist Ökotrophologin (B.Sc.), Ernährungsberaterin und Heilpraktikerin mit den Schwerpunkten pflanzenbasierte, nachhaltige Vollwerternährung und Ayurveda. Sie arbeitet unter anderem an der Immanuel Albertinen Diakonie am Wannsee, Berlin. Dort begleitet sie Einzelpersonen wie Gruppen bei der veganen Ernährungsumstellung. Zudem arbeitete sie bei ProVeg e. V. und organisierte den medizinischen Fachkongress VegMed.
Julia Schneider bietet auch individuelle Ernährungsberatung und Serminare an. Termine oder Fragen gern über das Kontaktformular der Website. www.ayurvega.de
Instagram: @ayurvega.de